Mein Mann – die Prostata – und ich
Maria und Anton Hösch

Mein Mann – die Prostata – und ich

Unser Weg von der Krebsdiagnose
zu neuer Lebensqualität

Maria & Anton Hösch

Illustrationen von Anton Hösch

1. Auflage 2011, 500 Exemplare

Copyright © 2011, alle Rechte vorbehalten
Büro für Verfahrenstechnik & Regionalentwicklung
Dr. Christian Krotscheck (BVR Verlag)
8330 Auersbach 130, Österreich
Tel. +43-3152-8575 300, Fax +43-3152-8575 305

Umschlagbild „Der gemeinsame Weg": Anton Hösch, Unterweißenbach
Graphiken bzw. Bilder: Anton Hösch, Unterweißenbach
Lektorat, Layout und Satz: Mag. Elisabeth Klöckl-Stadler, Hitzendorf, www.zwiebelfisch.at
Druck: Druckerei Scharmer, 8330 Feldbach, Printed in Austria

ISBN 978-3-9502374-7-4

www.verlag.natan.at

Vorwort

Meine Familie, das sind unsere vier Kinder, mein Mann und ich, führten ein frohes und glückliches Leben. Für uns sind Bescheidenheit und Zufriedensein mit dem, was man hat und erreicht hat, selbstverständlich. Aus dem Alltag lernen und gewissenhaft und anständig seinen Mitmenschen gegenüber zu sein, wurde uns von unseren Eltern schon mitgegeben.
So brach für uns eine doch mit vielen Sorgen erfüllte Zeit an, als mein Mann die Diagnose Prostatakrebs erhielt. Vieles vermeintlich Wichtige wurde auf einmal zu einer lächerlichen Belanglosigkeit. Alles hat seine angestammte Ordnung verlassen und musste sich den neuen Situationen stellen.

Unser selbstverständlicher familiärer Zusammenhalt in dieser schweren Zeit hat sich gut bewährt. Nach dem ersten Schock begann mein Mann, sich intensiv mit der Situation auseinanderzusetzen. Die Zeit vor der Operation war für uns alle psychisch am Belastendsten. Sein Gemütszustand stellte uns schon oft auf eine sehr harte

Probe. Seine sonst so optimistisch vorausschauende Art erlebten wir auf einmal als ein Auf und Ab zwischen Zuversicht und totaler Resignation. Es war, wie ich später erkannte, sein persönlicher Reifeprozess, aber das lasse ich ihn selber hier erzählen.

Jede Zeile seiner Geschichte habe ich des Öfteren gelesen und ihm schon mal zu mehr Offenheit und Mut geraten. So konnte ich ihn manchmal beflügeln, auch eine Prise Pfeffer einzubauen. Bei den Zeichnungen ließ mein Mann sich jedoch nicht beeinflussen. Er meinte, viel wichtiger als dieses Buch ist die Erkenntnis, dass wir wieder eine glückliche Familie sind.

Maria Hösch, Unterweißenbach

Einleitung

Wenn Sie dieses Buch lesen, haben Sie wahrscheinlich von Ihrem Urologen die Diagnose „Verdacht auf Prostatakrebs" erhalten. Ihr Wunsch, sich jetzt Informationen einzuholen, ist nur zu verständlich. Viele Fragen, aber auch viele Wege tun sich jetzt auf. Nur – welcher Weg ist der richtige? Ich habe den Weg der Totaloperation genommen. Wie sich später herausstellte für mich das einzig Richtige. Wenn man Glück hat, ist man den Krebs los. Es ist aber eine sehr belastende Zeit. Ohne Prostata zu leben, ist kein schöneres Leben. Sicher aber lebt man nach einer derartigen Erfahrung bewusster, achtet mehr auf die Signale seines Körpers und nimmt Umwelt und Mitmenschen respektvoller wahr. Spurlos geht das an niemandem vorbei, nicht an einem selbst und auch nicht an den Angehörigen.

Mit meiner Prostatakrebsgeschichte will ich Leidensgenossen meine Eindrücke, Sorgen, aber auch Wege zur besseren Bewältigung dieser schweren Zeit aufzeigen. Zu den einzelnen Kapiteln sind die Beschreibungen nicht fortlaufend chronologisch. Es lassen sich so die Zusammenhänge viel besser erklären.

Vorweg: Die Geschichte ist wahr und hat ein Happy End. So wie bei mehreren Leidensgenossen, mit denen ich gesprochen habe, hat sich letztendlich alles zum Guten gewendet.

Ich habe Krebs

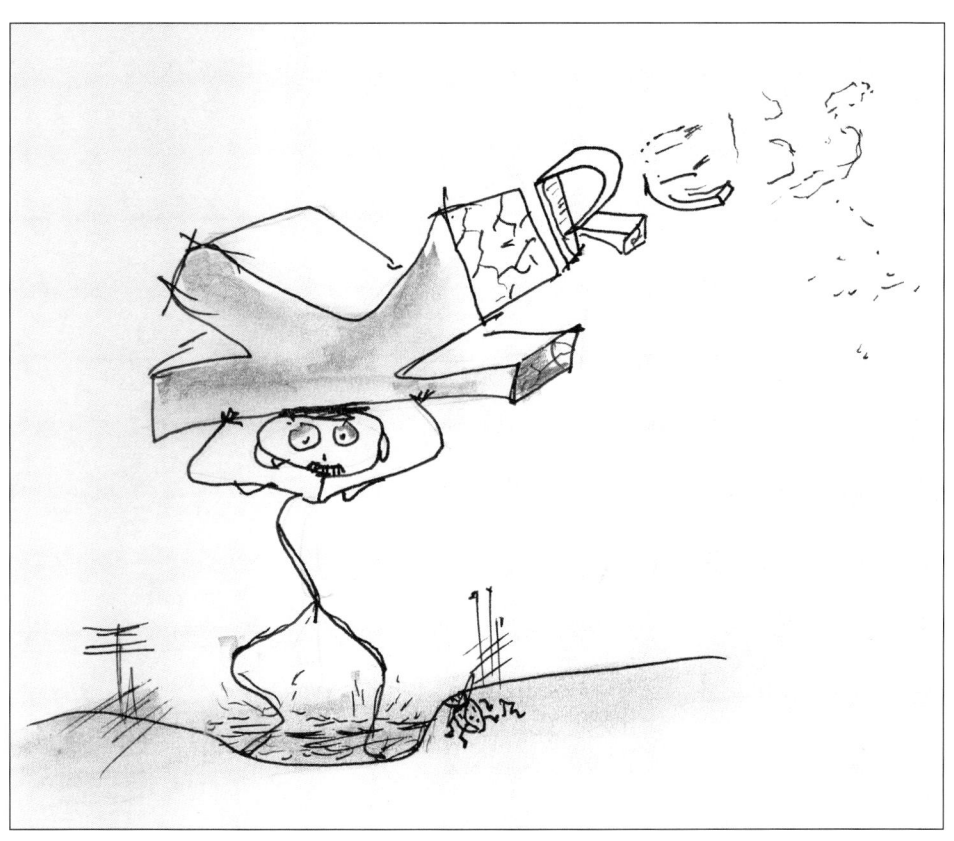

Die erste Erkenntnis

Ich habe Prostatakrebs. Der Verlauf sowie die Stationen sind mir seit der Diagnose bekannt.
Offen sind die Nebenwirkungen und deren wirkliche Folgen. Da fallen mir ein: Abstand, begrenzte Zukunft, Zukunftspläne, Frau, Kinder, Bekannte, Verwandte, Mitleid, geheuchelte Anteilnahme, echte stille Sorge, Erklärungsbedarf.

Das eigene Verhalten bewirkt, auf Rücksichtnahme hoffend, dass die Umgebung auf einmal gewisse Themen meidet. Ein Satz, den meine Mutter bei ihren Erzählungen über den Zweiten Weltkrieg immer wieder hören ließ, lautete: „Zum Leben war es nicht und zum Sterben auch nicht. Es war aber leichter zu sterben als zu leben." Diese Weisheit verstehe ich erst heute so richtig. Ich kann kein Buch, keinen Film und keine Sendung, die von Krankheiten jedweder Art handeln oder diese auch nur streifen, lesen, sehen oder hören. Alles wirkt wie auf mich bezogen. Gelte ich als Behinderter oder Kranker? – Wahrscheinlich beides. START in eine neue Welt, in die Welt der Teiltoten, der Baldtoten, eines Menschen mit erkennbarem Ablaufdatum – Sie haben noch … zu leben, wenn Sie … haben Sie gute Chancen …

An die Vorsorgeuntersuchung vor einem Jahr kann ich mich noch gut erinnern, als die Internistin Dokta Frankgenau meinte, meine Prostata sei leicht vergrößert. Bei der nachfolgenden Untersuchung des Urologen Dokta Uringlas hieß es: „Wenn alles okay ist, hören'S nix von mir, ansonsten sehen wir uns in drei Monaten wieder." Von Dr. Uringlas hörte ich nichts mehr. Meine Sorgen in diesen Belangen waren zu dieser Zeit doch sehr unterentwickelt, wodurch die Andeutung von Frau Dokta Frankgenau bereits vergessen war.

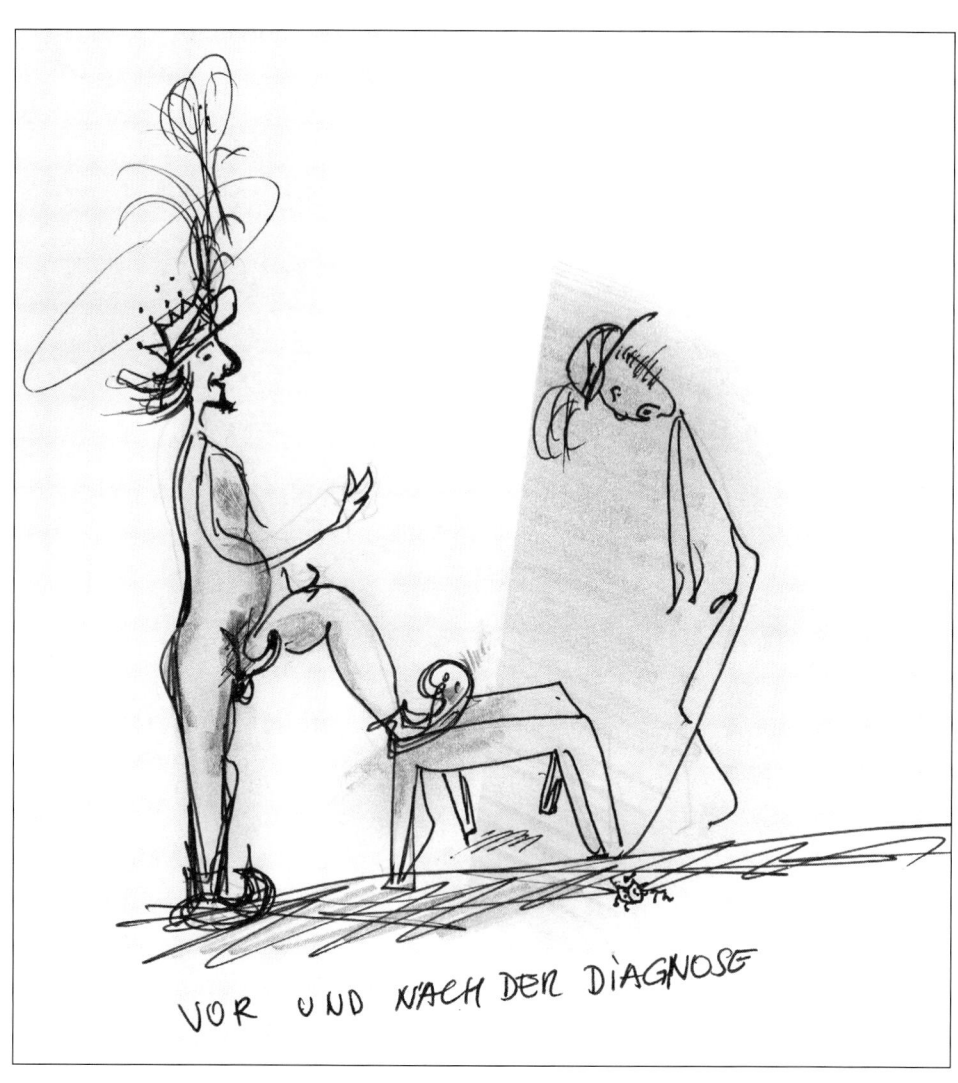

Vor und nach der Diagnose

Ein Jahr danach, ebenfalls bei einer Routine-Vorsorgeuntersuchung: Cholesterin, Zucker, Vitamin D, Blutdruck – systolisch und diastolisch – und Puls sowie Belastungs-EKG zeigten meinem Alter entsprechende Werte. Darmspiegelung etc. haben mir keine Sorgen gemacht. Weiters gab's noch eine Überweisung zum Urologen Dokta Euroschein. Hier Blutabnahme, Abtastung – „Hm-hmm, Prostata ist vergrößert, aber nicht aufsehenerregend, empfehle vorsichtshalber eine Gewebeentnahme. Warten wir aber die Blutprobe ab, wie es um den PSA-Wert steht." Ich frage Dokta Euroschein, was PSA eigentlich heißt. Dokta Euroschein gab sehr freundlich und verständlich Auskunft. „PSA ist der Wert des prostataspezifischen Antigens. Dieses Antigen vermehrt sich meistens bei Prostataerkrankungen, zeigt also an, dass es Grund zur Sorge geben kann", erklärte er.

Das Ergebnis meiner Laboruntersuchung ließ keine Zweifel offen, ich hatte Prostatakrebs. Ab 50 sollte der Wert laut meinem Arzt nie höher als 3,4 sein. Ein höherer Wert deutet womöglich auf ein Karzinom hin. Größere Sicherheit gibt es hier durch eine Biopsie oder ein MRT. Bei einer Biopsie werden mittels eines Stechapparates, welcher über den Enddarm eingeführt wird, Probezellen entnommen. Ein Labor untersucht diese Proben und stellt fest, ob bösartige Zellen dabei sind.

Ich wusste: Ab nun beginnt eine schmerzhafte und impulsive Lebenserfahrung. Kein Spaziergang durch eine Parkanlage. Nein, es wird ein anstrengender Marsch über den Montblanc.

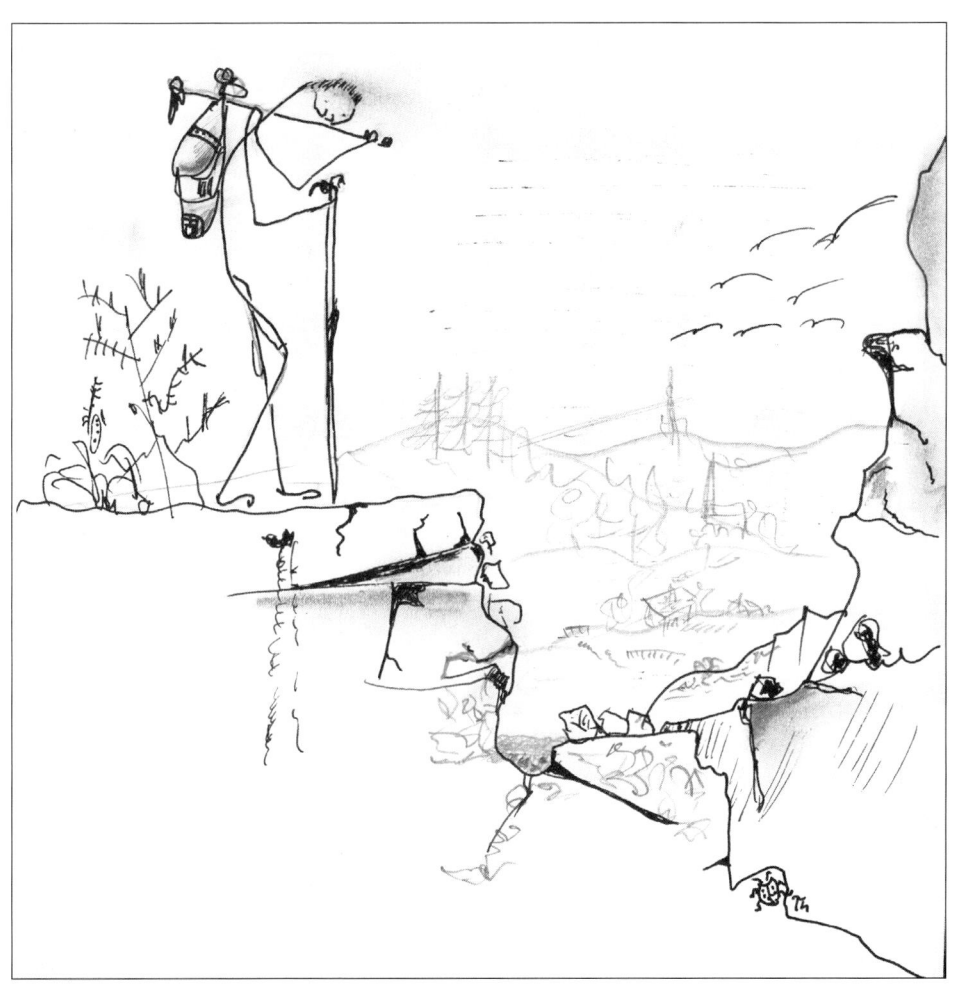

Gereift

Nach der PSA-Wert-Feststellung und der Erläuterung, was es bedeutet, einen erhöhten PSA-Wert zu haben, beginnt eine Berg- und Talfahrt der Gefühle. Zwischen Hoffen und Bangen mit zeitweisem Ausblenden der Situation vergehen meist zwei Wochen.
Es kam der Biopsietermin, also die Gewebeentnahme. Die Gefühlskurven blieben, nur dass die Täler tiefer und die Berge höher wurden. Nach drei Wochen folgte die Einladung zur Ergebnisbesprechung.
Ich hätte es nie für möglich gehalten, dass ich meine Heimfahrt vom Urologen so ferngesteuert antreten würde. Ich habe keine Ahnung mehr, wie ich aus der Ordination gekommen bin. Ich habe meinen Mantel angezogen, ob ich mich verabschiedet habe oder nicht, weiß ich nicht mehr. Ich konnte, nein, ich wollte es nicht glauben, dass ich Krebs hatte, also todgeweiht war. Vor mir nur Schmerzen, Leid, Mitleid, Sorgen und keine Zukunft. Hinter jedem Gedanken leuchtete die Überschrift: Krebs.
Während dieses Gemütstiefs musste ich so schwerwiegende Entscheidungen treffen, wie noch nie in meinem

Leben. Ich wollte eine Liste machen, es ist mir nicht gelungen.

Eine Liste, was ich noch alles vor meinem Ende gleichzustellen, zu ordnen, zu erledigen hatte. Also vorsorgen für die Zeit nach mir. Dies betraf meine Umgebung, Frau und Kinder. Und inmitten dieser Aufgaben, nein nicht inmitten, während all dieser Aufgaben war noch meine persönliche Entscheidung fällig. Was mache ich jetzt? Ich will die Alternativen hier gar nicht aufzählen, denn jede mir gebotene Möglichkeit hatte viele Für und Wider. Keine dieser Möglichkeiten schließt den Krebstod aus. Beispiele wie dieser oder jener ist noch sehr alt geworden, oder der hat noch Jahre gelebt. Aha, das Todesformular liegt auf dem Tisch. Es wird nur mehr der Sterbetag eingetragen.

So und noch tiefer gingen meine Gedanken. Eine schwere Last im wahrsten Sinne des Wortes lag auf mir. Zorn, Wut, Angst, Gleichgültigkeit und Teilnahmslosigkeit gaben einander die Hand oder verknüpften sich zu einer Kette.

Ich kann es fast nicht glauben, aber heute sehe ich diese Zeit als Reifezeit. Reif und bereit zu sein für den Abschied, also bereit zu sterben. Erst ab dieser Erkenntnis konnte ich phasenweise klar denken und gezielte Maßnahmen ergreifen und Entscheidungen treffen.

Laufen und Turnen waren eine sehr gute Meditation. Ja, ich konnte sogar kurzzeitig fröhlich sein. Ich war einfach bereit loszulassen. Heute muss ich sagen, hier an diesem, meinem persönlichen Punkt hat meine Heilung begonnen. Begonnen mit der Entscheidung zu einer radikalen Prostatektomie, also totalen Entfernung dieses Organs.

Ich habe zu diesem Zeitpunkt weder an Inkontinenz noch an Impotenz gedacht. Mein Ziel war klar: Ich wollte einfach gesund werden und alle Nebenwirkungen der Operation besiegen. Ich wusste, nach der Entfernung der Prostata konnte ich keinen Prostatakrebs mehr bekommen. Jeden anderen Krebs sehr wohl, diesen nicht, weil dieses Organ dann ja nicht mehr in mir war.

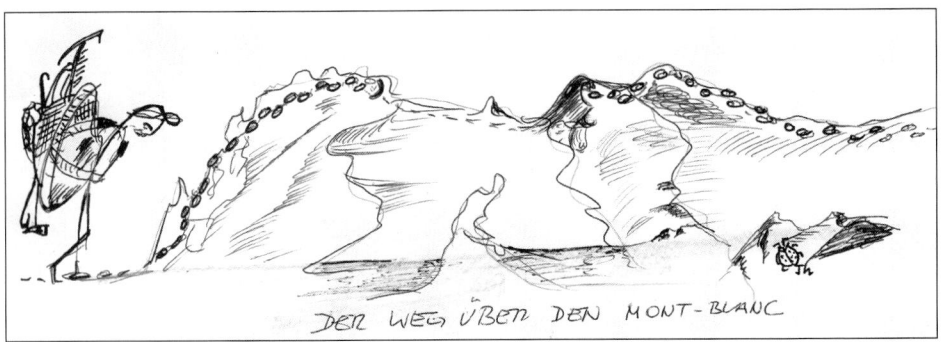

DER WEG ÜBER DEN MONT-BLANC

Die Suche nach einem Ausweg

Ich habe mir seit der Diagnose oft gewünscht: Ach, wäre ich doch nie zum Urologen gegangen. Seit ich um meinen Gesundheitszustand weiß, bin ich nicht mehr ich selbst. Alles kreist nur um dieses so gar nicht spürbare Organ. Meine Kinder, meine Frau, alle sind in Aufruhr. Kein Licht scheint irgendwo einen Ausweg zu zeigen. Mitten im tiefsten Loch, vor mir nur bittere Finsternis. Die kurzen Aufhellungen sind nur Blitze. Die Zeit zwischen Blitz und Donner wird immer kürzer. Dem Verzweifeln nahe schwanke ich zwischen Hoffnung und Todesangst. Ich hänge im Internet und suche vergeblich nach einer erlösenden Zeile. Ich fühle mich allein, obwohl meine ganze Familie bei mir ist und mir ihre Liebe zeigt und spüren lässt. Und immer wieder die Frage: Was soll ich wirklich tun?

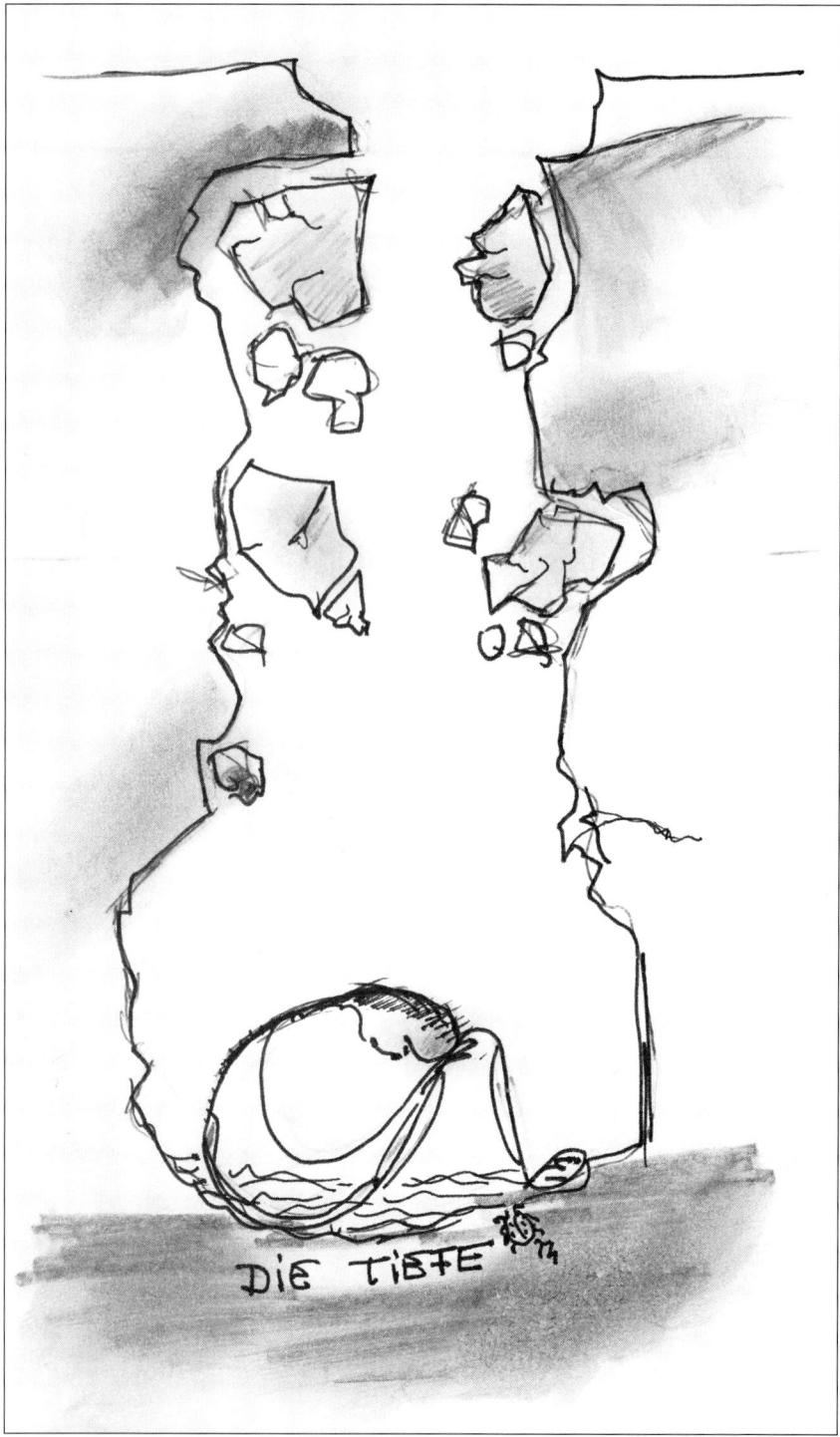

Im schwarzen Loch und den finsteren Tunnel vor mir

Was man da so zwischendurch an Gedanken hat
Manchmal denke ich, dass Alzheimer keine Krankheit ist, sondern eine Gnade. Auch ein bisschen Schwachsinn macht lustig, schützt vor Sorgen, lässt vieles nicht erahnen und vieles nicht erkennen.
Nicht zu viel wissen, denke ich, hilft, ein sorgenfreies Leben zu führen. Ein mit feinem Geist erfüllter Mensch erkennt Gefahren schon, bevor sie auftreten. Ein im Kopf schwächerer erst, wenn er gerade von der morschen Leiter fällt. Auf ein Menschenleben zusammengezählt leidet ein Wissender viele Stunden mehr als ein Unwissender. Verrückt zu sein, hat nichts mit Dummheit zu tun. Dummheit ist, trotz Strom, Lichtschalter und intakter Lampe bei Bedarf das Licht nicht einzuschalten, sondern die Nadel im Finstern zu suchen. Der Verrückte weiß, dass es ein Licht gibt, schaltet es auch nicht ein, aber er hat seine Freude daran, im Dunkeln zu suchen.
Ein wissender Geist ist geplagt von seinem Denken. Jedes Tun setzt viele Für- und Wider-Überlegungen. Er

sieht und hört alles, spürt alles doppelt so stark und ist sich gleichzeitig seiner Ohnmacht bewusst, nicht alles regeln zu können.

Wer leidet da mehr, der vermeintlich Kluge oder der glücklich Unwissende?

Nicht umsonst sieht man geistig eher sparsame Menschen lustig und fröhlich durchs Leben gehen. Schon aus der Geschichte ist bekannt, wie viele Gelehrte verrückt geworden sind oder vielmehr für verrückt gehalten wurden. Denker sind meist Querdenker, sind ihrer Zeit voraus und viel, ja meist sehr viel allein. Irgendwann passen sie sich an oder werden verrückt.

Ich unterschreibe

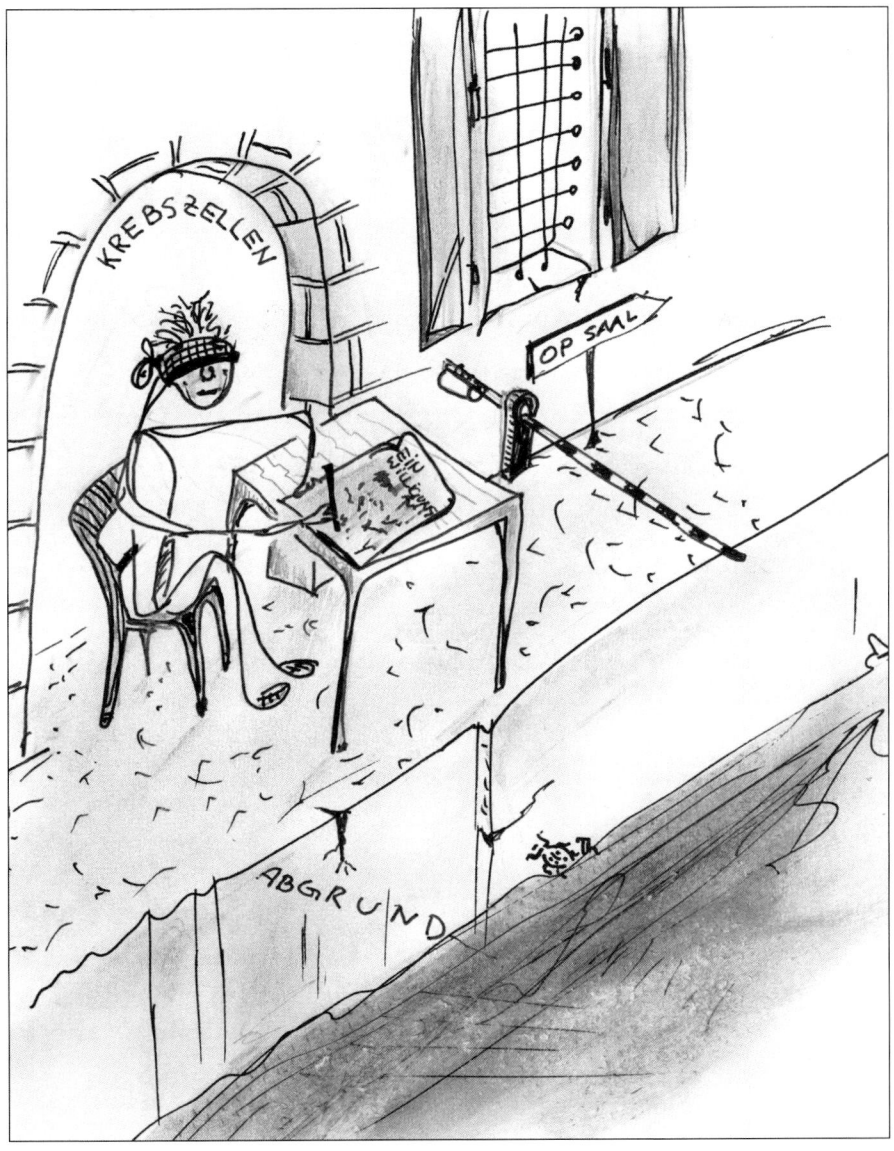

Dokta

Der Einfachheit steht für Frau bzw. Herrn Doktor das Wort Dokta.

Ich weiß nicht, ob ich nur Glück hatte, aber fast alle Dokten erwiesen sich als verlässlich. Natürlich spürt man Kompetenzdifferenzen. Das hat aber meistens mit dem Ausbildungsgrad oder den Erfahrungen zu tun. Hier gilt wie auch bei den Ämtern: Wenn so ein Individuum mit Fachausdrücken anfängt, sofort stoppen. Einfach verständliche Aufklärung einfordern. Verfällt dieses Dokta wieder in seinen Fachjargon – wieder stoppen. Das ist mir am Anfang schwergefallen, bis ich eine Erkenntnis gewonnen habe. Das Dokta kann schneller abzischen, wenn es fachchinesisch spricht, weil Gegenfragen aus Unwissenheit ja nicht möglich sind. Wichtig: ICH möchte etwas wissen, weil ich gesund werden will.

Eine sehr wichtige Frage, die ich aber nie gestellt habe, weil mir die Wichtigkeit dieser Frage nicht bewusst war: „Was habe ich, liebes Dokta, zu diesem oder jenem Vorhaben für eine Alternative? Und was sind hier die Vor- oder Nachteile? Was würden Sie einem Ihrer Angehörigen raten?" Einem Bettnachbarn hat bei der Entscheidungsfindung hinsichtlich Totaloperation oder sonstige Alternative folgende Aussage seines Dokta geholfen: „Ich würde meinem Vater das Gleiche raten." Meine Achtung vor diesem Oberarzt Dr. Schlauchzerreiß stieg enorm.

Zeitinformation

Immer hat sich der Grundsatz bewährt, Vertrauen ja, aber auch hinterfragen. Vielleicht sogar die Frage: „Ich bin der Patient Willgesund, kann ich von Ihnen wissen, was Sie jetzt genau vorhaben? Ist es schmerzvoll? Dauert das kurz oder länger und wie geht es mir nachher oder wie geht es nachher weiter?"
Wenn man das alles vorher weiß, ist alles leichter zu ertragen. Wenn ich wusste, ich habe schon 20 Minuten durchgestanden und die Gesamtdauer wurde mit 30 Minuten veranschlagt, war ich sehr beruhigt; zwei Drittel waren ja schon geschafft.
Beschwichtigungen wie: Es dauert ja nur ein paar Minuten, und dann wird es länger und länger, erzeugen Frustration, Angst, ja sogar Wut. Dieses Dokta sollte man nach dem Behandeln auf seinen Fehler aufmerksam machen. Die Frage, ob es Schwierigkeiten gegeben hat und welche, müsste er genau beantworten.

Dokta – Ohneuhr – wird beim nächsten Mal vielleicht verantwortungsbewusster sein. Viele, viele Dokten sind sehr verantwortungsvoll. Ich weiß nur nicht, ob der, welcher gerade bei mir ist, einen guten Tag hat. Also mithelfen, damit dem Dokta alles gelingt.

Informationsquellen

Das Internet bietet hier jede Menge Unfug. Gleich vorweg: Abgesehen von einem gewissen Grundwissen waren die meisten Aussagen und Ausführungen totaler Schwachsinn und haben zu viel Unsicherheit bei mir geführt. Es hilft überhaupt nichts, wenn das und jenes so oder so ist oder sein kann oder vielleicht doch … Ich muss mich für eine bestimmte Reparaturvariante entscheiden, es gibt keine ZWEI Möglichkeiten. Mir wird ein Einwilligungsformular vorgelegt, dessen Bedingungen ich mit meiner Unterschrift akzeptiere.

Aber um eine Frageliste zusammenzustellen, ist eine Internetrecherche sicher hilfreich. Alle diese Fragen nur mit das Dokta besprechen und auf alle sogenannten Besserwisser verzichten. Sehr oft glauben manche Autoren von Prostatageschichten, dass man den Prostatakrebs wegreden kann. Ich glaube nicht daran, Hunger und Durst kann man auf lange Zeit auch nicht wegreden.

Totaloperation oder Alternative

Ich habe lange gehadert, ob ich mir dieses Stück, dessen ich mir bis vor Kurzem gar nicht bewusst war, herausschneiden oder ob ich den Krebs in mir mit anderen zur Verfügung stehenden Mitteln zerstören lassen soll, um so die Prostata zu behalten. Hier boten sich diverse Bestrahlungsformen an. Für mein Gefühl mit zu vielen Nebenwirkungen.

Was auch immer ich getan hätte, ich hätte nur das zurzeit vorhandene Karzinom abgetötet. Vor einem neuerlichen Befall der Prostata wäre ich aber nicht verschont gewesen. So blieben jedenfalls für mich nur zwei Möglichkeiten übrig: Alles lassen, wie es ist, und hoffen, dass der Krebs langsam wächst und ich an etwas anderem sterbe als an Prostatakrebs, oder sich von diesem Organ trennen.

Auch bei einer Totaloperation gibt es, glaube ich, mehrere Möglichkeiten, so z. B. die sogenannte Knopfloch-Operation. Hierbei wird der Bauch aufgeblasen und durch ein paar ganz kleine Einschnitte werden die Operationsgeräte eingeführt.

Ich habe mich für die zurzeit schon sehr bewährte Operation bei offenem Bauch entschieden, weil dies für mich technisch eher nachvollziehbar war.

Heute weiß ich, ich habe mich richtig entschieden. Die Aussage, es sterben mehr Männer mit Prostatakrebs als am Prostatakrebs, ist nicht wirklich hilfreich, denn die seelische Belastung war für mich zu groß, also raus damit.

Biopsie

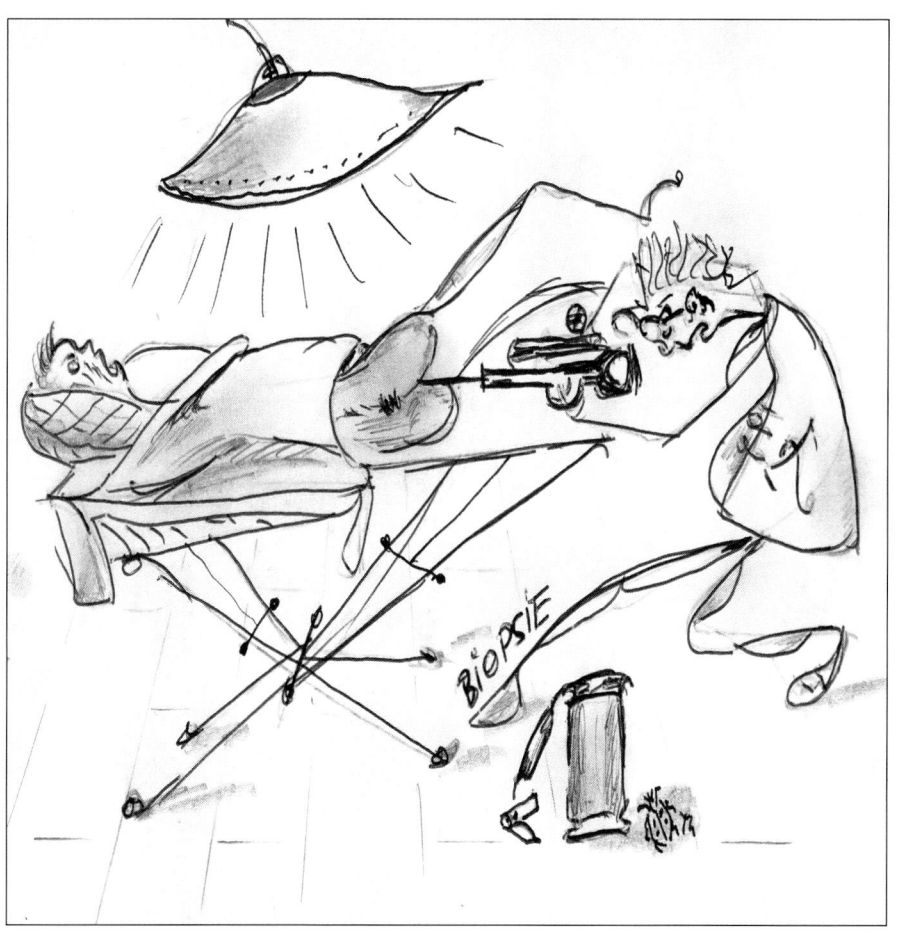

Ein sehr großes Staunen erlebte ich bei meinem Bettnachbarn. Er war wegen einer vergrößerten Prostata zur Aushöhlungsoperation im Spital. Die Biopsie hatte keine Anzeichen von Krebszellen ergeben. Diese Diagnose erlaubt nur eine Aushöhlung und keine Totaloperation. Nach der Operation hat man leider bei der Untersuchung der Aushöhlungssubstanz Krebszellen festgestellt. Das bedeutet eine Totaloperation, Chemotherapie oder Bestrahlung nach einem halben Jahr.

Die rektale Biopsie ist halt auch auf einen Zufallstreffer angewiesen. Hier wäre unbedingt eine nochmalige Gewebeentnahme oder eine andere (MRT) verlässliche Untersuchung vor einer Aushöhlungsoperation notwendig gewesen, um eine weitere Operation wenn möglich auszuschließen.

Ich glaube aber, dass hier der Urologe kein guter Berater war. Er hätte mit gegebener Sorgfalt viel intensiver untersuchen müssen.

Mein Hausarzt hat mir vor der Operation geraten, noch einen anderen Urologen zurate zu ziehen. Er gab mir auch gleich die Adresse einer ihm bekannten Urologin. Frau Dokta Herzlich hörte mir gut zu und gab mir noch den einen oder anderen Rat, was mir bei der Entscheidungsfindung sehr geholfen hat. Vor einer so einschneidenden Operation tut es gut, von kompetenter Seite die nächsten Schritte erklärt zu bekommen. Es nimmt einem einen Teil der furchtbaren Angst auf einem Weg, der in das Leben eines Mannes grundlegend eingreift.

Einige meiner Gründe für eine Totaloperation – radikale Prostatektomie

- Der Krebs verursacht noch keine Schmerzen. Meine Kondition ist zurzeit noch sehr gut.
- Sonstige Beschwerden habe ich zurzeit nicht.
- Laut der statistischen Lebenserwartung ist es noch rentabel, bekam ich auch mal zu hören. Ab einem gewissen Alter würde diese Operation sowieso nicht mehr gemacht.
- Ist die Prostata herausgeschnitten, kann dieser Krebs mir keine Sorgen mehr bereiten. Das heißt, wenn er nicht schon Metastasen gebildet hat und so ein Nachbarkrebs in mir sein Unwesen treibt.

Die zweite Erkenntnis

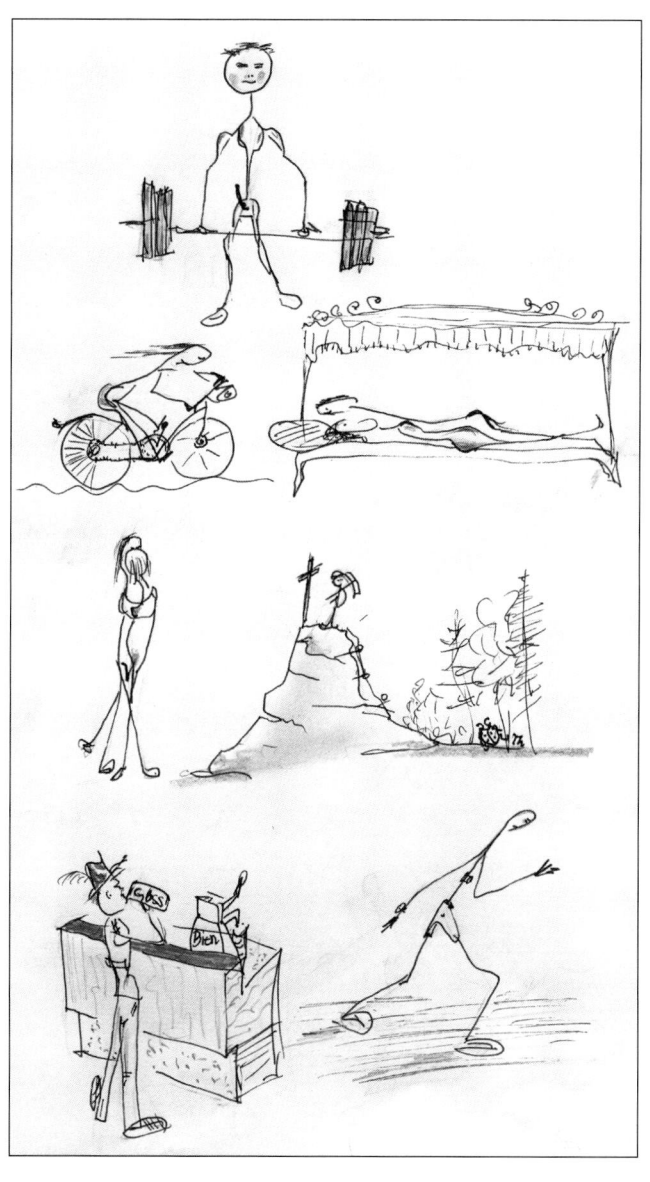

Ein Ringen mit mir selbst, einmal so, dann wieder so. Keine meiner Entscheidungen hielt lange meinen Gefühlen stand. Ich will wieder Sport betreiben, lustig sein, also lieben und leben, das sind meine Wünsche. Daran will ich arbeiten, eine andere Chance sehe ich sowieso nicht.

Ich kann nicht sagen, ob sich meine Persönlichkeit verändert hat.
Ich glaube, dass ich impulsiver geworden bin. Ungerechtigkeit, Unverlässlichkeit, Unpünktlichkeit und Wankelmütigkeit haben mich schon immer zur Weißglut gebracht. Die Geschwindigkeit meiner Impulsheftigkeit ist aber, so glaube ich, gestiegen. Hingegen sind viele materielle Verlangen überhaupt nicht mehr da, wohl aber der Mut zu neuen Aufgaben. Jetzt heißt es nachdenken, einen Plan zurechtlegen und versuchen, klarzusehen.

Die Vorbereitung

Tipps vor der Operation
- Spital und dessen Struktur erkunden
- Wenn möglich, mit dem Klinikvorstand Kontakt aufnehmen.
- Wie will ich meine Genesungszeit im Spital verbringen: Bücher oder eventuell iPod für Musik mit Kopfhörer.
- Geduld: Es läuft nichts davon. Dieser Krebs ist angeblich langsam.
- Konditionstraining intensiv betreiben – fit statt fett.
- Fragenkatalog erstellen, Antworten aufschreiben.
- Ratschläge sind auch Schläge: sofort vergessen, außer die Empfehlungen des Arztes.
- Mit der Familie besprechen, ansonsten nichts nach außen dringen lassen – belastet ungemein.
- Unbedingt Beratung von einem Psychotherapeuten über das notwendige Verhalten vor und nach der Operation einholen.
- Alle festgelegten Anweisungen und Anregungen des Therapeuten gewissenhaft ausführen und genauestens einhalten.

Maße + Gewichte

Nachdem ich meinen Operationstermin wusste, habe ich mich intensiver mit Turnen und Laufen beschäftigt. So bin ich bei guter Kondition unters Messer. Das hat viel zur schnellen Genesung beigetragen. Zum einen ist der Zugang zwischen Nabel und Penisbereich vom üppigen Fett befreit und man übersteht ein paar Tage Schmalkost leichter. Das alles war, wie ich jetzt erst so richtig zugeben muss, eine unvorstellbare Genesungshilfe.

Ich habe alle Körpermaße und Werte vor der Operation aufgeschrieben:
- Blutdruck systolisch + diastolisch
- Ruhepuls
- Zucker
- Cholesterin
- PSA
- Gewicht
- Größe
- Bauchumfang
- Fotos rund um den ganzen Körper, vor allem ab dem Knie bis zur Brust

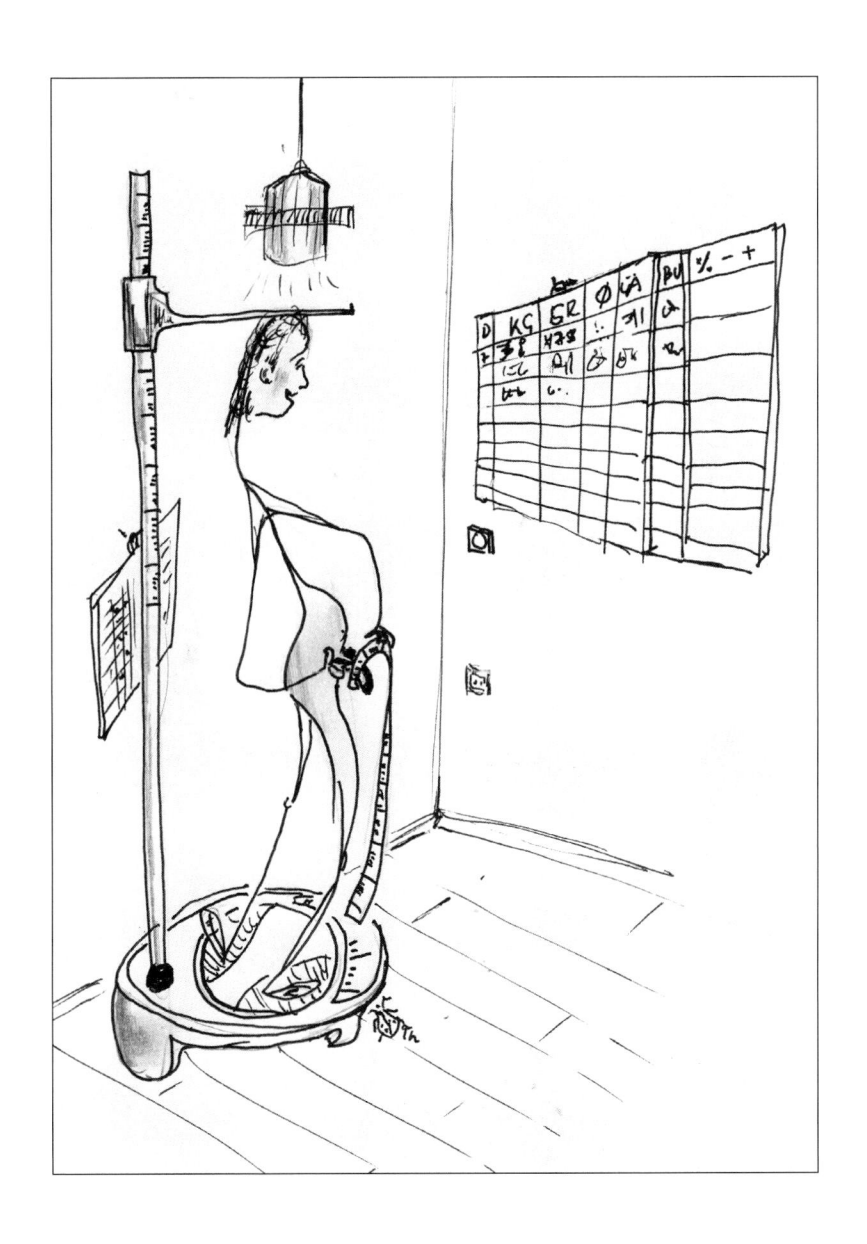

Weiters ist für das Training nach der Operation wichtig:
- Penismaße – im schlaffen Zustand: Länge, Umfang im voll erigierten Zustand: Länge, Umfang
- Geschlechtsverkehr vor der Operation: wie oft im Monat – mit Orgasmus.
- Wie viel Zeit ist zwischen zwei Samenergüssen notwendig?
- Was erregt mich am schnellsten?
- Was ist ein absoluter Lustkiller?
- Wie reagiere ich nach einem anstrengenden Tag, mehr Lust oder weniger Lust?
- Ist das Wetter oder der Mond Lust verändernd?
- Gibt es die Gliedsteife bei Nacht oder am Morgen?
- Wie nehme ich den Penis bei Wärme und wie bei Kälte wahr?

Für die Zeit nach dem Spitalsaufenthalt

Fotos helfen hier später sehr viel, vor allem eine Ansicht vom Nabel bis zu den Knien.

Fotos vom gleichen Platz aus mit der gleichen Kamera sind nach der Operation von Vorteil. Hier kann man den Narbenverlauf schön verfolgen.

Viel Mut braucht man beim Vermessen des Gliedes nach der Operation. Hier scheint etwas zu heiß gebadet worden zu sein. Das kalte Schrumpfwürmchen lässt sich kaum vermessen. Später, nach ein paar Trainingswochen, war ich dankbar für meine Aufzeichnungen. Es hebt das Selbstwertgefühl enorm. Jeder Millimeter zeigt, dass es bergauf geht. Im Übrigen behalte ich meine Abmessungen bei, aber nur einmal im Monat. So kann man auch die Körpergröße und das Gewicht im Auge behalten.

Mangel an Information

Was mir am meisten Sorgen und Ängste bereitet hat, waren fehlende Informationen.
Schon bei der Gesundenuntersuchung fehlt jeder zusammenhängende Ablaufplan. Eine persönliche Checkliste, was alles durchgeführt wird, Dauer der Prozedur, kleine Beschreibung wozu diese oder jene Aktion notwendig ist. Alles sollte so formuliert sein, dass es für den Patienten auch verständlich ist.
Wann passiert was? Wie lange dauert etwas? Mein Wert, der festgestellt wurde, hat welche Bedeutung?
Bei der Operation wird dies und das gemacht. Ich werde für dieses Vorhaben mit diesen und jenen Mitteln vorbereitet usw.

All dies hätte ich gerne genauer vorher gewusst. Ich hätte viel weniger Ängste ausgestanden. Der Mangel an Information ist die größte Hürde und der größte Schmerz, der einem widerfährt. Der Schmerz der Unwissenheit belastet den Menschen enorm, bremst die Genesung, ja macht richtig krank.

Es wird ernst!

Es ist Ostermontag. Eigentlich ist ein Verwandtschaftsbesuch fällig. Aber mein Wunsch ist, mit meiner Frau und meinen Kindern und deren Liebsten eine Tageswanderung zu machen, um mit jedem Einzelnen zu sprechen. Die Tageswanderung war sehr hilfreich, eine wirklich entspannende Ablenkung.
Durch das viele Gehen müde geworden, habe ich sogar die letzte Nacht vor der Operation zu Hause gut geschlafen.
Von der Fahrt ins Spital weiß ich eigentlich nichts mehr. Alles ist an mir irgendwie vorbeigeschehen.

Die Tage davor haben mich einfach gefügig gemacht, mental total auf mein Vorhaben eingestellt. Auf einmal war alles weit weg. Frau und Kinder schienen auf der anderen Seite des Flusses zu stehen. Ich war losgelöst und zu allem bereit.

Das letzte Abendmahl

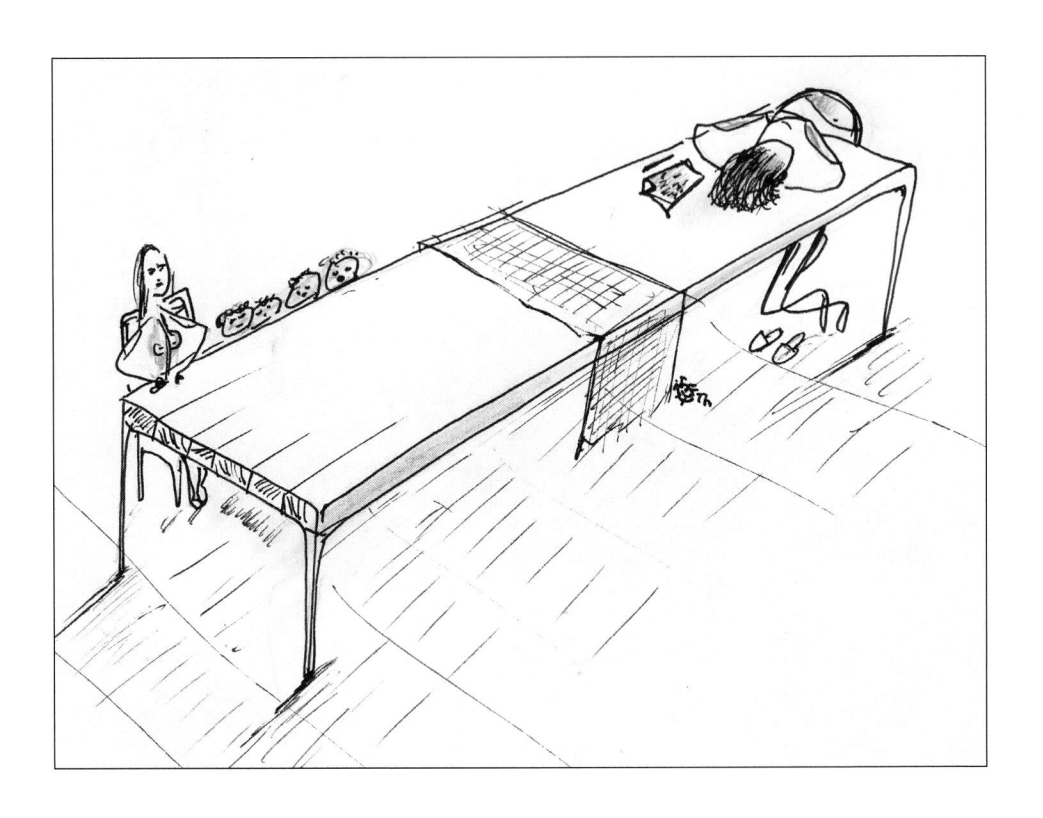

Fragen im Spital

Wie lange muss ich im Spital bleiben?
Wann werde ich operiert?
Wie lange dauert die Operation?
Wie lange bin ich betäubt?
Sind die Schmerzen nach der Operation groß?
Bekomme ich Schmerzmittel?
Wenn ja, welche Schmerzmittel?
Wann darf ich trinken?
Wann darf ich essen?
Wann darf ich aufstehen?
Wann weiß ich das Ergebnis der Gewebeuntersuchung aus der Pathologie?
Was ist, wenn die Operation angrenzende Orange als befallen erkennt?
Bin ich geheilt? Was kann nachher noch passieren?
Bin ich für immer impotent?
Wann bin ich kontinent?
Wie lange spüre ich die Wunde?
Wann darf ich intensiv Sport betreiben?

Wann – Wie – Was?

Wenn Fragen auftauchen, sofort aufschreiben. Man vergisst durch die vielen Sorgen leicht auf das eine oder andere.

Schmerzmittel und Schmerzmittelpumpe

Im Operationssaal, kurz vor der Operation, wird ein Schmerzmittelkatheder in den Wirbelsäulenkanal eingesetzt. Über eine Leitung, Pumpe und Schmerzmittelbehälter werden hier schmerzhemmende Mittel in die Nerven geleitet. Dies erfolgt an einem ganz genau festgelegten Punkt und wirkt gezielt im Operationsbereich, hat aber bei mir auch ein taubes Gefühl am linken Oberschenkel hervorgerufen.

Neben der vorprogrammierten Dosierung kann man sich bei Bedarf auch per Knopfbetätigung eine zusätzliche Dosis zuführen. Wichtig ist dabei, dass man die Signale an der Pumpe beobachtet und das Pflegepersonal auf eventuelle Anzeigen aufmerksam macht. Bei erstmöglicher Gelegenheit sich sofort die Anzeigen und akustischen Signale bei der Schmerzmittelpumpe genau erklären lassen. Nicht nachgeben, bevor man nicht alles verstanden hat.

Unbedingt auf Kontrolle bestehen. Es kann die Batterie der Pumpe leer oder auch das Schmerzmittel aufgebraucht sein. Keinen Pardon kennen! So lange nach dem Pflegepersonal läuten, bis alle Parameter auf OK stehen und gleich nach einer halben Stunde wieder um Kontrolle bitten.

Ich habe hier leider zu schwach reagiert und mit leerer Batterie in der Pumpe viele Schmerzen ertragen müssen.

Pflege im Spital

Auf Fragen scheint man aus Zeitgründen manchmal mager zu reagieren, während Freizeiterlebnisse oft laut, den Patienten dabei als Nebensache haltend, ausgetauscht werden. Toll sind private Telefonate, wenn man gerade eine Infusionsflasche installiert bekommt. Da wird dann mit zwei Fingern an den Schlauch getippt und weggegangen. Eine Minute später muss man läuten, weil die Infusion nicht fließt. Ein verächtlicher Blick straft mein Handeln: „Na was soll denn da nicht funktionieren?"
Ab da habe ich erkannt: Ich muss früher reagieren. Wenn Schwester Dienstvergiss nicht bei der Sache war, habe ich mir vorgenommen, sie direkt anzusprechen, z. B.: „Ich spür schon, Sie haben jetzt schwer Zeit für mich, können Sie mir Ihre Kollegin schicken?"
Einmal habe ich während einer Behandlung durch eine tratschende Schwester die Notglocke betätigt. Das sitzt meistens. Immer wieder musste ich erleben, dass der Tratsch sowohl in den Arztpraxen als auch in den Spitälern furchtbar ist. Vor allem, wenn man noch Schmerzen hat, geschwächt und noch gar nicht für Albernheiten zu-

gänglich ist. Das „Zuhören-Müssen" bei solchem Personaltratsch oder bei Telefongesprächen ist sehr belastend. Es macht Angst und verunsichert den Patienten sehr.

Da wundert es mich jetzt noch oft, dass ich ohne Schaden das Spital verlassen konnte. Zwei Tage jedoch durfte ich eine Superbetreuung genießen: Schülerinnen der Schwesternschule und deren Lehrkräfte hatten Dienst.

Wichtig, und das habe ich am Anfang leider nicht getan: sich sofort und intensiv beschweren; direkt bei der betreffenden Person und keine Angst haben vor deren Rache.

Geduld ja, aber in Grenzen. Duldung keine Sekunde. Ich musste erfahren, dass der duldsame Patient meist zu kurz kommt. Es ist eine außergewöhnliche Arbeitserleichterung für das Personal, das seinen Job macht. Von dem Pflegepersonal, für das der Beruf auch **Berufung** ist, wird auch der nicht so couragierte Patient bestens betreut.

Vertrauensvolle Gespräche

Die Gespräche vor und nach der Operation sind sehr, sehr wichtig. Man begibt sich voll Vertrauen in meist total fremde Hände. Mein Operationsteam, Dokta Herzlich und Dokta Montblanc, sind leicht zu beschreiben: die besten Ärzte und die besten Menschen, jedes Wort mehr wäre abwertend. Genaue Vorbesprechung, alles genau erläutert und nach der Operation sofort beruhigend: „Es ist alles super verlaufen." Überglücklich bin ich wieder eingeschlafen. Dokta Herzlich betreut mich auch jetzt noch als Urologin. Ihre so treffenden Erklärungen haben zur meiner doch so schnellen Genesung geführt. Natürlich muss man auch offen über alles sprechen. Es befreit und das Dokta weiß, wo es helfen kann. Neben meiner Urologin habe ich natürlich mit meinem Hausarzt, Dokta Hobelsohn, vertrauensvoll und ohne Scheu alle Erfolge und Rückschläge besprochen. Dokta Hobelsohn konnte zur Erreichung meines Ziels, schnell gesund zu werden, viel beitragen. Alle Meldungen an das Dokta helfen zukünftige Behandlungen noch besser auszuführen. Natürlich hat das Dokta auch Geschäftssinn: „Darf's ein bisserl mehr sein?" – natürlich auf Privatrezept. Aber man greift gerne nach jedem Strohhalm. Wenn's schon nicht hilft, schaden wird's schon nicht. Eine merkliche Nebenwirkung haben diese Hilfsmittel und Medikamente alle: Sie zerren am Geldbörserl.

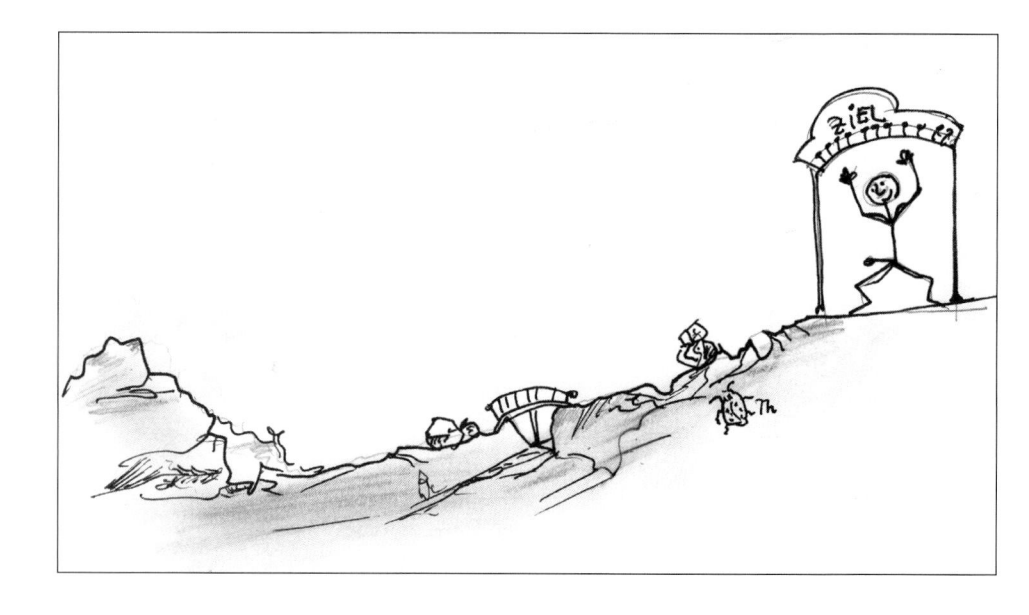

Verstopfung

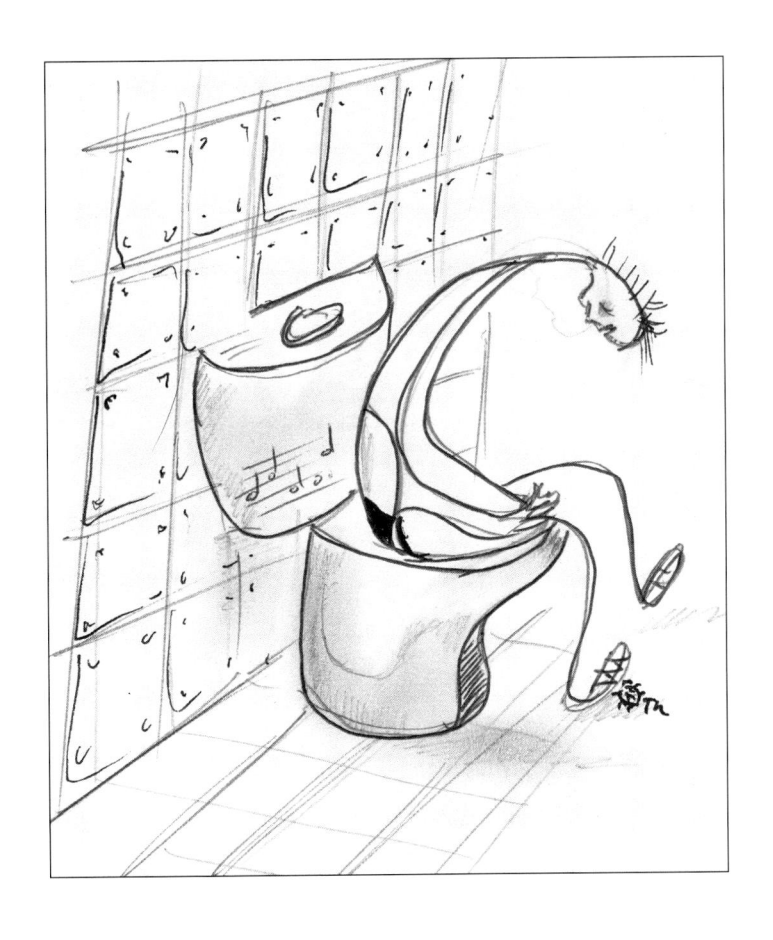

Nach der Operation (Irritation des Verdauungstraktes) kann es zur Verstopfung kommen, dies unbedingt dem Arzt mitteilen. Gute Zeichen sind, wenn die Winde wehen, das signalisiert, dass die Verdauung funktioniert.

Der Stuhldrang ist meist sehr stark, heftig, aber trotz vieler Mühen meist ohne Erfolg, was sich sehr schmerzlich anfühlt. Abführmittel sind nicht immer erfolgreich. Starkes Drücken gefährdet die Wunde. Ich glaube, Bewegung und gezielte Ernährung sind sehr wichtig. Unbedingt auf nicht stopfende Nahrung achten.

Die Erlösung

Die Verstopfung und der Stuhlgang haben mir nach der Operation viele Schmerzen bereitet. Erst sieben Tage nach der Operation der erste klägliche Erfolg, aber ein erlösendes Gefühl. Bei 20 Minuten Mühe ist das Gesamtergebnis ein Häufchen in der Größe einer Praline. Am Anfang ist der Stuhlgang immer mit heftigem Harndrang verbunden, obwohl die Blase leer ist. Zäpfchen in den Enddarm schieben und so lange wie möglich halten. Der Erfolg könnte sich in zwei Stunden einstellen. Das heißt nicht, dass sich das Stuhlproblem erledigt hat. Bei mir haben Kiwi Erleichterung gebracht. Bananen, Coca-Cola sollte man meiden. Wasser trinken ist immer angebracht.

Sollte ich wieder in einem Spital sein und Sorgen mit dem Stuhlgang haben, wäre ich viel hartnäckiger und würde unbedingt auf Stuhl fördernde Speisen und Medikamente bestehen. Keinen Stuhl zu haben, lähmt die Genesung enorm, verursacht arge Schmerzen und schlaflose Nächte.

Geheilt

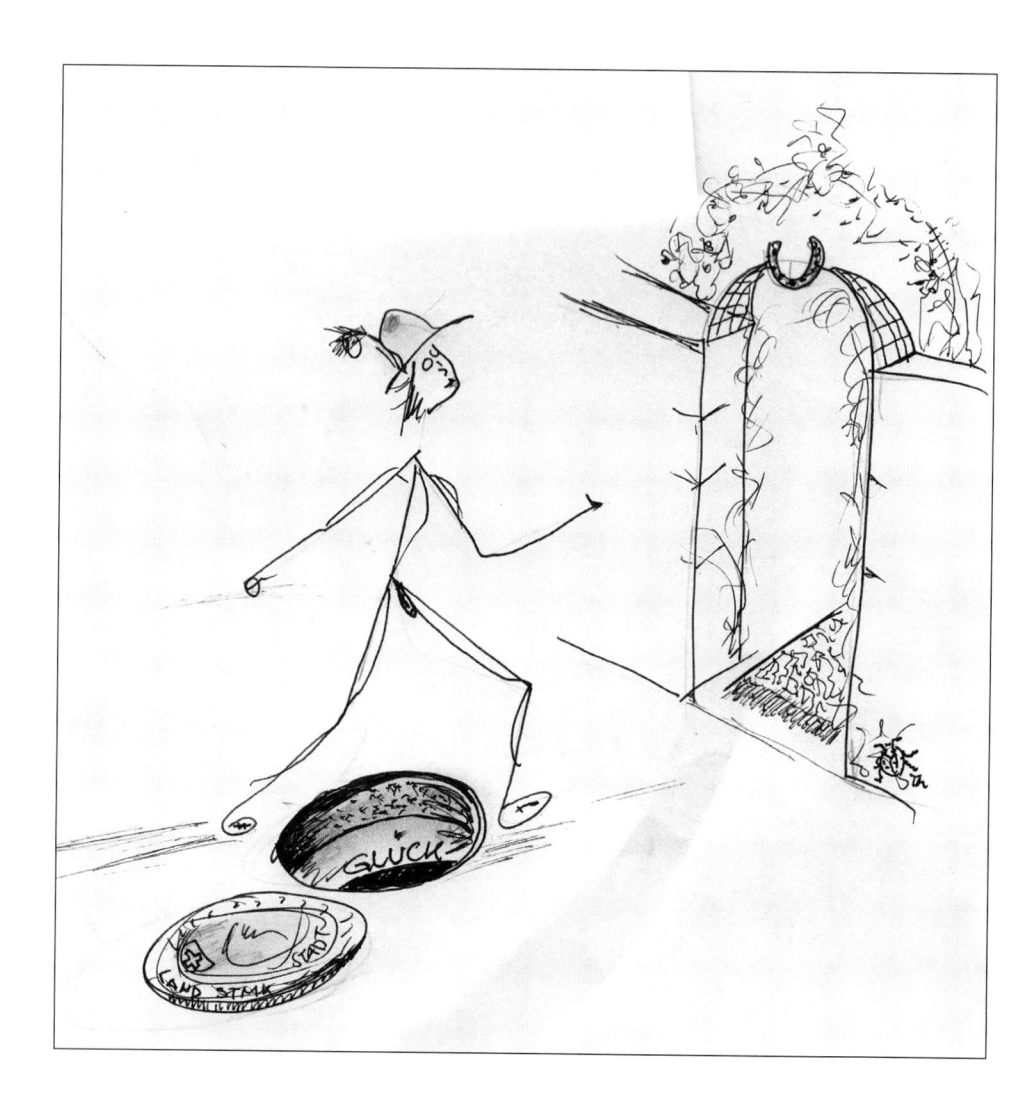

Während einer Vormittagsvisite teilte mir Oberarzt Dokta Schlauchzerreiß mit, dass ich mich als geheilt betrachten kann.

Ich wusste aber von meiner Urologin Dokta Herzlich, dass der PSA-Wert nach der Operation eigentlich bei Null sein müsste. Also noch eine wichtige Hürde zum Ziel.

Drei Monate später konnte ich mit ihr den PSA-Wert besprechen, „0.1" teilte mir Dokta Herzlich voll Freude mit. Also bin ich geheilt. Jetzt liegt vor mir der Weg der Rekonvaleszenz. Mein ernsthafter Wille und mein Fleiß bestimmten Zeit und Erfolg des Vorhabens. Alleine diesen Weg zu gehen, hätte ich nicht geschafft. Meine Frau war die Zündkerze in meinem Motor, zeitweise sogar Zündkerze und Motor zugleich.

Es gab Phasen der totalen Mutlosigkeit. Ich wollte in ein Pflegeheim oder eine Kur machen. Manchmal nur fort, also mich fortstehlen aus allen Pflichten des Alltags. Versinken in Selbstmitleid, Resignation und einer sehr bequemen Trägheit. Hier hat mir mein Tagebuch über so manches Tief geholfen. Schreiben macht frei, niemand widerspricht. Auf zur nächsten Aufgabe.

Die Eigenverantwortung

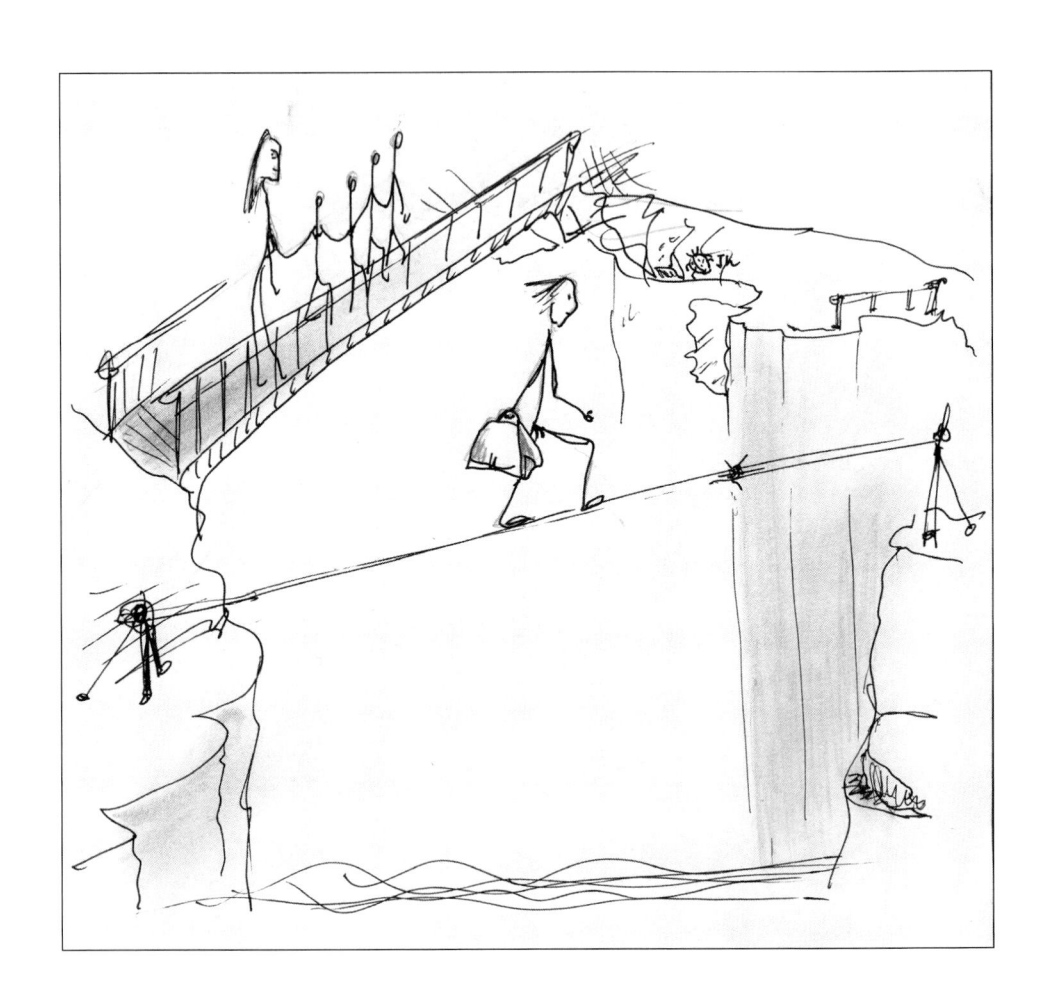

Eigenverantwortung kann vieles retten. Man bedenke, dass schon mal der linke statt dem rechten Fuß amputiert wurde. Vielleicht selber anschreiben, z. B. „das ist der gesunde Fuß".

So habe ich laufend meine Wunde abgetastet und am Kalender Vermerke gemacht. Es tut gut mitzubekommen, wie der Heilungsprozess vorangeht. Den Bereich zwischen Hoden und Darmausgang habe ich ab dem 5. Monat nach der Operation jede Woche zweimal abgetastet, um eventuelle Verhärtungen wahrzunehmen. Im Übrigen habe ich mir sagen lassen, dass alles, was hart wird, genauer untersucht werden soll.

Zusammenfassend kann man festhalten:
- Geduld und Höflichkeit
- Obsorge bestimmt und klar einfordern
- Selber beobachten und in sich hineinhorchen
- Kein blindes Vertrauen, es ist mein Körper, den ich schützen muss
- Kritisch alles hinterfragen

Ich habe nur ein Leben, das hat Vorrang. **Aus Höflichkeit gestorben, ist auch gestorben.** Und immer denken: Die meisten vom Spitalpersonal sind super, aber eben nur die meisten. Aufpassen: Welche/Welcher ist gerade bei mir?

Warten und Obsorge

Bei der Anmeldung im Spital heißt es, viel Geduld haben. Ich merke schnell, was ich jetzt am meisten habe: leere Zeit. Warten auf die schriftliche Aufnahme. Warten auf die Zuweisung des Zimmers. Geduld, Geduld, nichts läuft davon.

Was aber furchtbar an den Nerven nagt, ist, ob man noch im Bearbeitungssystem ist oder ob irgendwer auf mich vergessen hat. – Nicht möglich? – Ein paar Mal vorgekommen. Hinterher hab ich mich furchtbar geärgert, dass ich mich nicht ordentlich gerührt habe.

Im Spital gilt es, höflich und nett zu sein, aber sehr bestimmt seine Obsorge einzufordern. Hier ist ein persönlicher Abstand zum Personal von großem Vorteil, Trinkgeld bringt nix. Korrektes Benehmen und sich persönlich einbringen verschafft Respekt. Humor in kleinen Dosen, aber nicht zum Zimmer- oder Stationskasperl aufsteigen.

Es kann schon sein, dass man sich als lästiger Patient fühlt. Dieses Gefühl beschlich mich sehr oft, wenn ich Fragen hatte, weil die Reaktion auf diese STÖRUNG mitten im Spitalstreiben meist ein sehr böser Blick war. Freundlich zurückblicken und mit einer gut vorbereiteten Frage auf Antwort bestehen: z. B. „Hab ich sie gestört oder gar erschreckt?" Ist aber nicht immer leicht. Die Skala, ob und wie schnell man zu einer Antwort kommt, ist der Alterskurve des Personals angepasst. Jüngeres, gut geschultes Personal gibt meist perfekte, zusammenhängende Auskunft. Ich musste aber manchmal auch ein Murren zur Kenntnis nehmen. Hier ist ein sofortiges Wiederholen der Frage notwendig und mit dem Zusatz zu versehen: „Wie haben Sie, liebe Schwester, das gemeint?" Die Wirkung ist enorm. Das Gesicht ist meist gleich auf Freundlichkeit umgeschaltet.

Die Tabletten über den Tag verteilt

Das Anzweifeln der Medikation ist auch ratsam. Auf meine Frage, für was diese roten oder diese weißen Tabletten wirken sollen, konnte ich vorerst keine genaue Auskunft erhalten. Ein Zimmerkollege hatte aber einmal falsche Tabletten in seiner Box. Also auch hier Vorsicht und mitarbeiten. Blindes Vertrauen ist nicht immer angebracht.

Das gilt auch für Messungen: Blutdruck 60/40 soll genauso angezweifelt werden wie ein Blutzucker unter 50. Hautrötungen beziehungsweise Schmerzstellen mittels Selbstbeobachtung ausfindig machen, ist eine gute Eigenbeschäftigung und zudem lebenswichtig. So musste ich nach der Operation eine Nacht ohne Schmerzmittel durchleiden, weil die Batterie der Pumpe leer war. Auf meinen Hinweis antwortete die Schwester, „Na ja, ein bisschen Schmerzen werden Sie schon aushalten müssen, das Schmerzmittel darf doch nicht so hoch dosiert sein", obwohl ich auf das Signal an der Schmerzpumpe aufmerksam gemacht hatte. Ich war aber so geschwächt, dass ich einer Konfrontation auswich und bis zum nächsten Tag furchtbare Schmerzen erdulden musste.

Also werde ich in Zukunft kein Pardon mehr kennen und auf genaue Geräteprüfung bestehen.

Katheter

Um nach der Operation eine saubere Verheilung der Harnröhre mit der Blase zu erreichen, wird mit dem Ballonkatheter und angeschlossenem Urinsackerl der Urin abgelassen. Die nächsten acht Tage ist dieses Sackerl unzertrennlich mit mir verbunden. Die Einführung durch die Harnröhre habe ich wegen der Vollnarkose nicht gespürt.

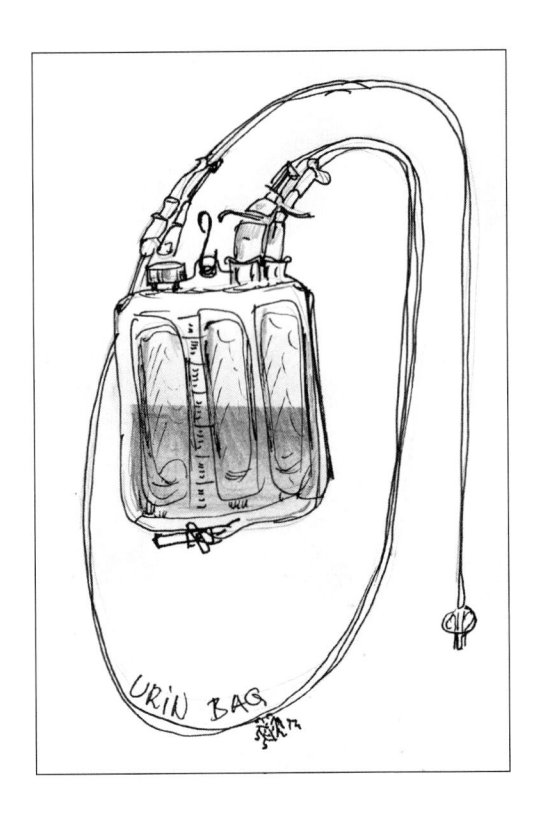

URIN BAG

Der Katheterschlauch hat an einem Ende einen kleinen Ballon. Dieser befindet sich in der Blase. Dadurch wird verhindert, dass der Ablassschlauch herausrutscht. Am anderen Ende, im äußeren Teil, ist ein Verschluss montiert, wo auch der Urinsack befestigt ist.
Praktischerweise hat dieser einen Trage- beziehungsweise Aufhängehaken. Je nach Tagesverfassung und Trinkverhalten fließt die eingenommene Flüssigkeit bereits nach einigen Minuten ab.
Die Menge wird auf einer Skala am Urinsackerl abgelesen und aufgeschrieben. Die Farbe zeigt den inneren Verheilungsprozess an (Blutanteil nimmt ab). Die Entleerung wird am Anfang vom Pflegepersonal erledigt, später kann ich das Sackerl selbst ins WC ausleeren. Anschließend wird der Verschluss im Waschbecken abgespült. Das Ablassventil muss sorgfältig verschlossen werden, damit der Urin nicht während des Gehens ausläuft. Um beide Hände beim Gehen, Sitzen und Essen frei zu haben, habe ich eine Einhängevorrichtung im Morgenmantel angenäht. Wichtig dabei ist, dass die Oberkante des Urinsackerls tiefer liegt als der Katheterausgang, damit der Urin auch abfließen kann. Öfters Entleeren bringt mehr Bewegungsfreiheit.

Beide Hände frei

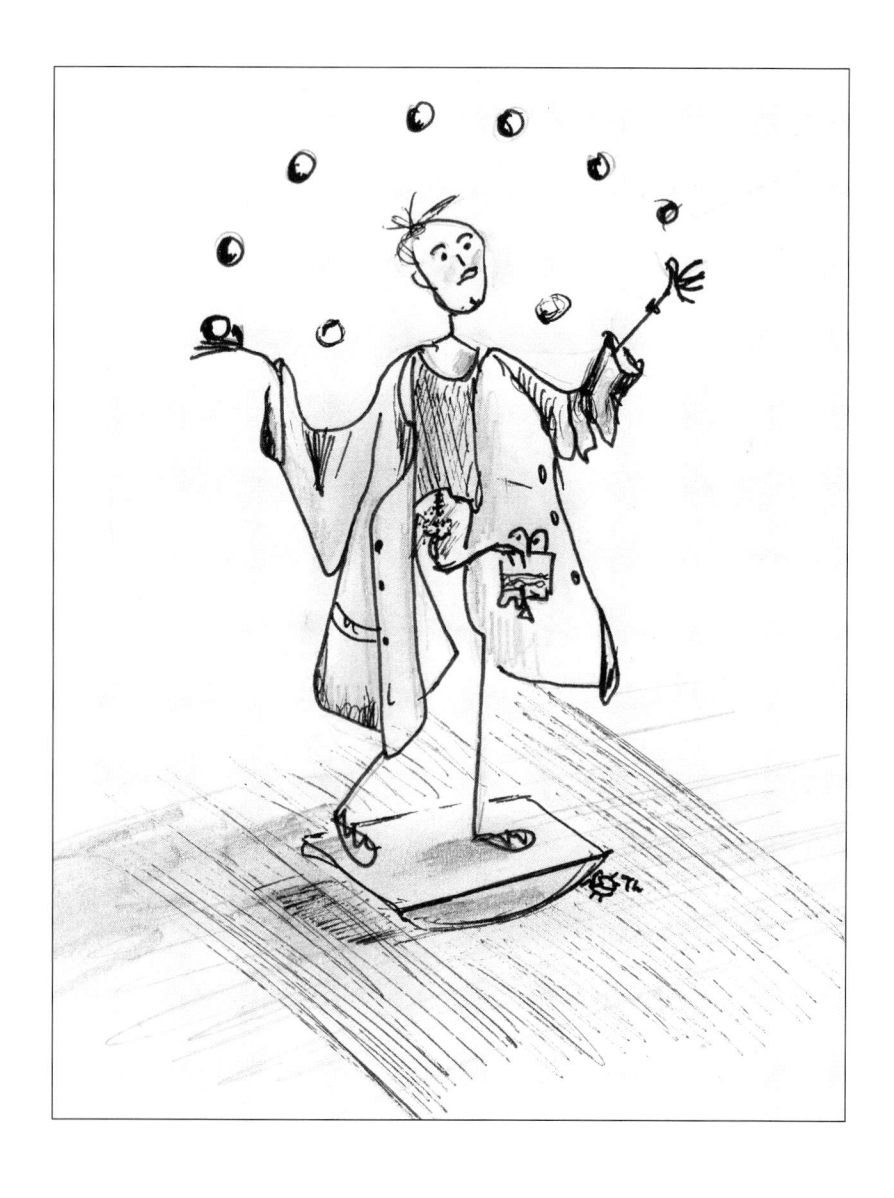

Noch einmal zur Erinnerung: Nach dem Entleeren Ablassventil schließen. Das Tragen des Katheters ist zwar unangenehm, aber nicht schmerzhaft. Das Pflaster am Eichelspitz juckt und rund um die Harnausgangsöffnung hat sich eine kleine Rötung gebildet. Der Bereich wird aber gut gereinigt und versorgt, sodass nur manchmal leichte Schmerzen auftreten. Das Herausnehmen des Katheters ist eine Sekundenarbeit und schneller erledigt, als man denken kann, also keine Angst. Einem kurzen Brennen folgt eine wohltuende Freiheit, der aber gleich der Schrecken des freien Wasserlaufes folgt. Aber auch das ist schneller im Lot als befürchtet.

Wasserlassen nach der Kathederabnahme

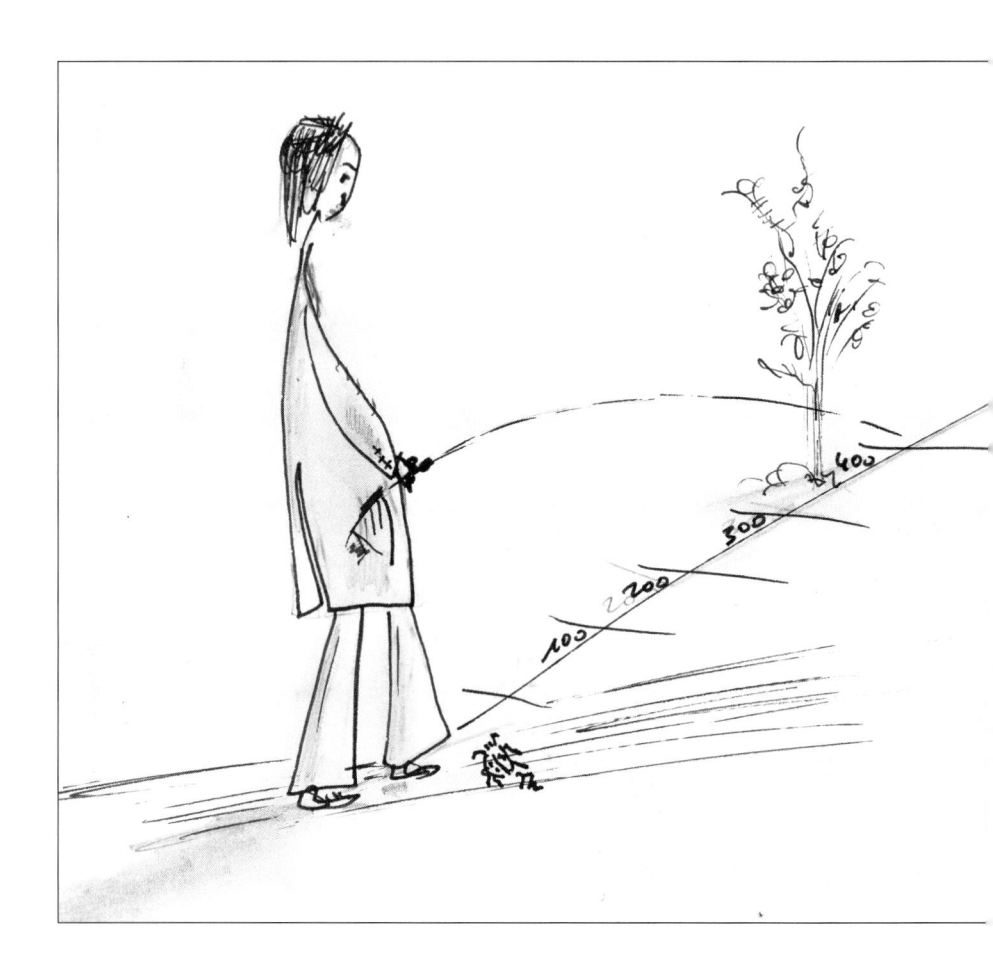

Vor der OP ließ ich mich auf Anraten der Urologin Dr. Herzlich von einem Physiotherapeuten in Bezug auf Inkontinenz und Impotenz beraten. Eine der besten Vorbereitungen, die ich getroffen habe, wie sich immer wieder herausstellte. Über die Beratung im Detail will ich hier nichts erwähnen, über die Umsetzung und das Ergebnis sehr wohl. Es geht um intensives Beckenbodentraining.

Trotz aller vorgeschlagener Übungen ist es mir vorerst nicht gelungen, den Harn in Zaum zu halten. Viele Situationen endeten in der Hose. So halfen mir aber später folgende Übungen:

- Harndrang wird spürbar – sofort reagieren, mit dem Kopf bei der Blase sein.
- Intensives Halten – Beckenboden aktivieren und mit geübtem Prostataschritt Richtung WC.
- Wasserdruck so lange wie nur möglich anhalten
- Jetzt durchdrücken und rinnen lassen – nicht stoppen, sonst fehlt der Druck für den Rest.
- Immer bestimmen, wann es rinnen soll, nie nachgeben, so gut es halt geht.

Vordenken. Aha, ich habe jetzt Kaffee getrunken – ich muss Acht geben.

Wichtig sind Selbstbeobachtungen, wie
- Was passiert, wenn ich Kaffee
  Bier
  Wein
  Wasser trinke usw.
- Beeinflusst eine bestimmte Speise meine Blase?
- Wie kann ich bei Stress Kontrolle über mich behalten?
- Warum passiert es, wenn es passiert, und das sofort aufschreiben.

Sehr kritisch wird es, wenn man Blähungen hat. Hier öffnen sich beide Tore und mit den Tönen auch das Wasser. Ein Buh geht auch nach einem halben Jahr nicht immer ohne Wasserbegleitung ab. Ich habe mir damit geholfen, dass ich aufs WC ging oder eine Pobacke wegzog und so die Winde sanft entweichen ließ. Das geht sehr gut und ist zudem lautlos. Ich habe es immer wieder geübt, bis ich den Dreh heraus hatte.

Beim Sitzen spüre ich, dass etwas fehlt. Hier habe ich das Gefühl, auf der Blase zu sitzen, weil dieses nussähnliche Organ fehlt.

Heftiges Wasserzurückhalten kann auch Blasenkrämpfe hervorrufen. Aufstehen, niedersetzen – immer wieder, das kann helfen. Den Wasserhahn beim Handwaschbecken aufdrehen erleichtert dann auch.

Um ein besseres Penisgefühl zu bekommen, habe ich mich mit Wärmetuch oder Wärmeflasche beholfen.

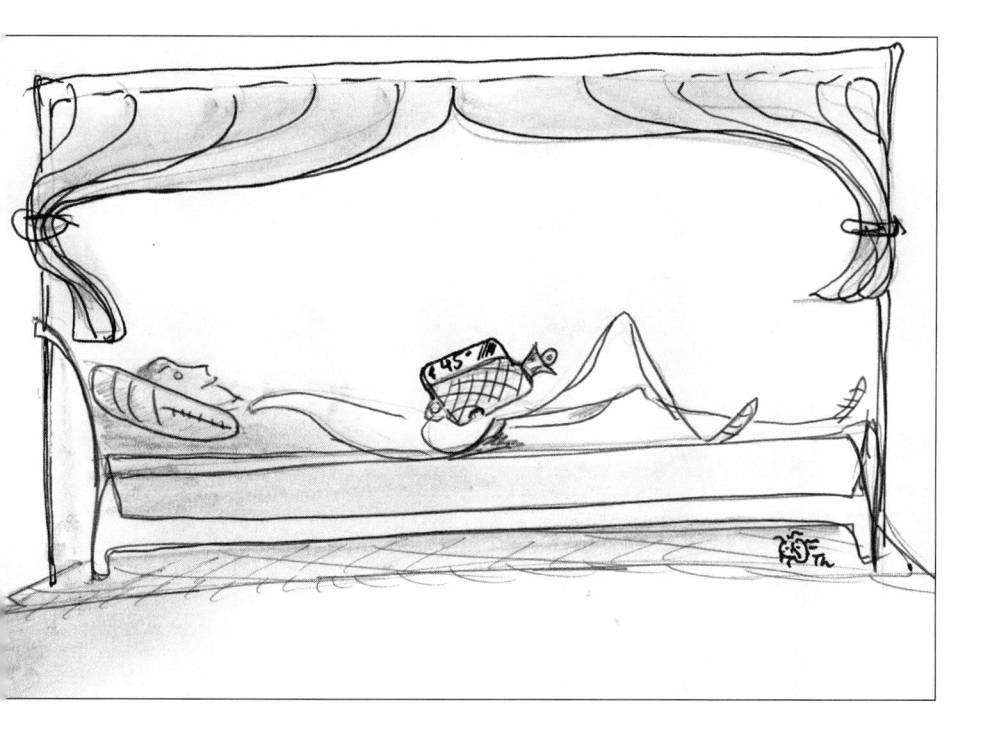

Sehr oft hatte ich einen sehr kalten Penis. Vorhaut und Eichel fühlten sich total schlaff und kalt an. Ich glaube, dass die Durchblutung auch noch nach Monaten eingeschränkt ist. Zärtliches Massieren von der Peniswurzel bis zur Spitze, leichtes Ziehen und Walken belebt die ganze Region.

Das Nachtropfen, wie vor der OP, ist gar nicht mehr vorhanden, ebenso ist der Harnstrahl viel kräftiger, hört aber abrupt auf. Ein nochmaliger Versuch ist meist nicht möglich. Es soll schon vorgekommen sein, dass es schwieriger wurde, Wasser abzulassen. Das könnte auf eine Harnröhrenverengung im Bereich des Blasenausganges hinweisen, also auf alle Körpersignale achten und sofort mit dem Arzt sprechen. Da die Vorhaut sich nicht verkürzt hat, die Harnröhre aber um die Prostata verkürzt ist, ziehe ich die Vorhaut beim Wasserlassen ganz zurück, damit hier kein Urin drankommt. Ich benütze kein Pissoir, sondern gehe immer aufs WC, wo ich den Penis auch abwischen kann. Hat man sich einmal daran gewöhnt, denkt man gar nicht mehr daran, ein Pissoir zu benützen.

Zusammenfassend:
1) gut beobachten
2) strenge Einhaltung der eigenen Regeln
3) anwärmen und massieren
4) aufs WC setzen statt Pissoir benützen
5) abwischen

Wunddrainage

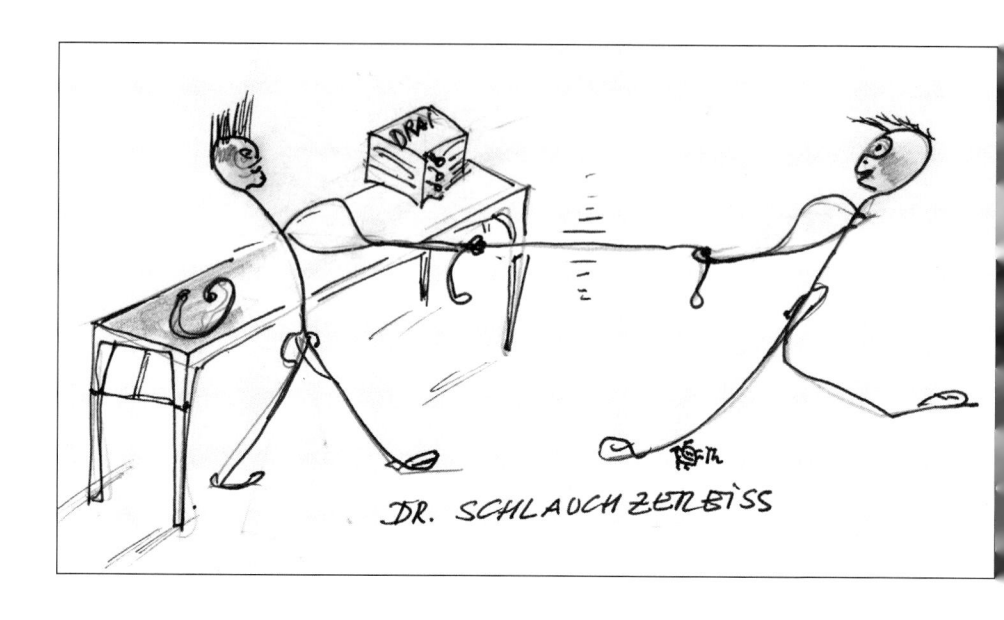

Neben dem Operationsschnitt wird ein kleiner Schnitt für den Wunddrainageschlauch gemacht. Dieser Schnitt liegt im Bauchbereich im Operationsumfeld und führt das Wundsekret ab. Ein angeschlossener Kunststoffbehälter nimmt das Wundsekret auf. Arzt und Pflegepersonal beobachten und entscheiden meist nach ein paar Tagen das Entfernen des Schlauches.

Das Herausziehen des Schlauches ist zwar nicht schmerzhaft, aber sehr unangenehm. Es ist kaum zu glauben, aber der Schlauch ist sehr lang und fühlt sich auch nicht enden wollend an. Die Wunde wird gereinigt. Bei mir war sie etwas entzündet und hat nach Tagen noch sehr gejuckt, Farbe rotblau, und sie war leicht geschwollen. Dieses kleine Löchelchen hat länger zum Heilen gebraucht als die Operationswunde, welche vom Nabel bis zum Schambein verläuft.

Es soll beim Herausziehen des Drainageschlauches schon vorgekommen sein, dass dieser abreißt und ein Teil im Bauchbereich bleibt. Keine Angst, nach einem kleinen Schnitt mit Lokalbetäubung wird auch der Rest ausgezogen. Angeblich ist dies nur ein Mal unter Tausend vorgekommen, wahrscheinlich ein Materialfehler. Kein Arzt ist so stark, dass er diesen Schlauch zerreißen kann.

Bewegung, Thrombosen

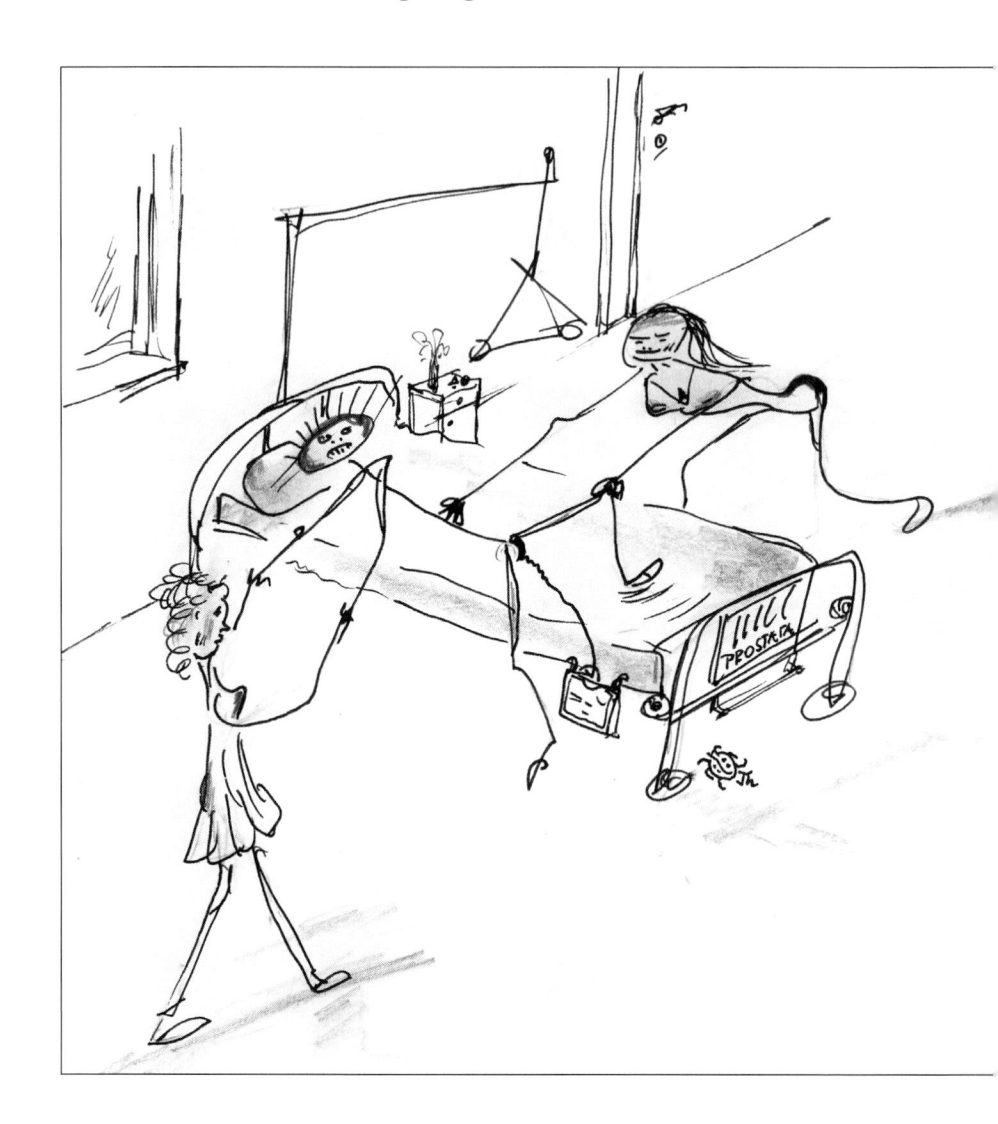

Raus aus dem Bett

Nach der Operation heißt es schon am zweiten Tag aufstehen – natürlich nur unter Aufsicht und mit der Unterstützung durch das Pflegepersonal. Ich hatte furchtbare Angst, aber mit entsprechender Hilfe ging es dann doch, dass ich ein paar Meter gehen konnte. Das Gleichgewicht konnte ich nicht halten und die paar Schritte waren schweißtreibend, aber sicher notwendig. Bewegung, Stützstrümpfe und Venenspritzen sollen eine Thrombose verhindern. Auch hier heißt es: Selbst ist der Mann und raus aus den Federn. Aber zuerst nur mit Hilfe und kurz und langsam steigern. Es geht. Dass es sein muss, weiß auch das Pflegepersonal und übt schon mal Druck aus. Nicht Murren, dankbar sein für ihr Bemühen.

Müdigkeit
oder doch Trägheit

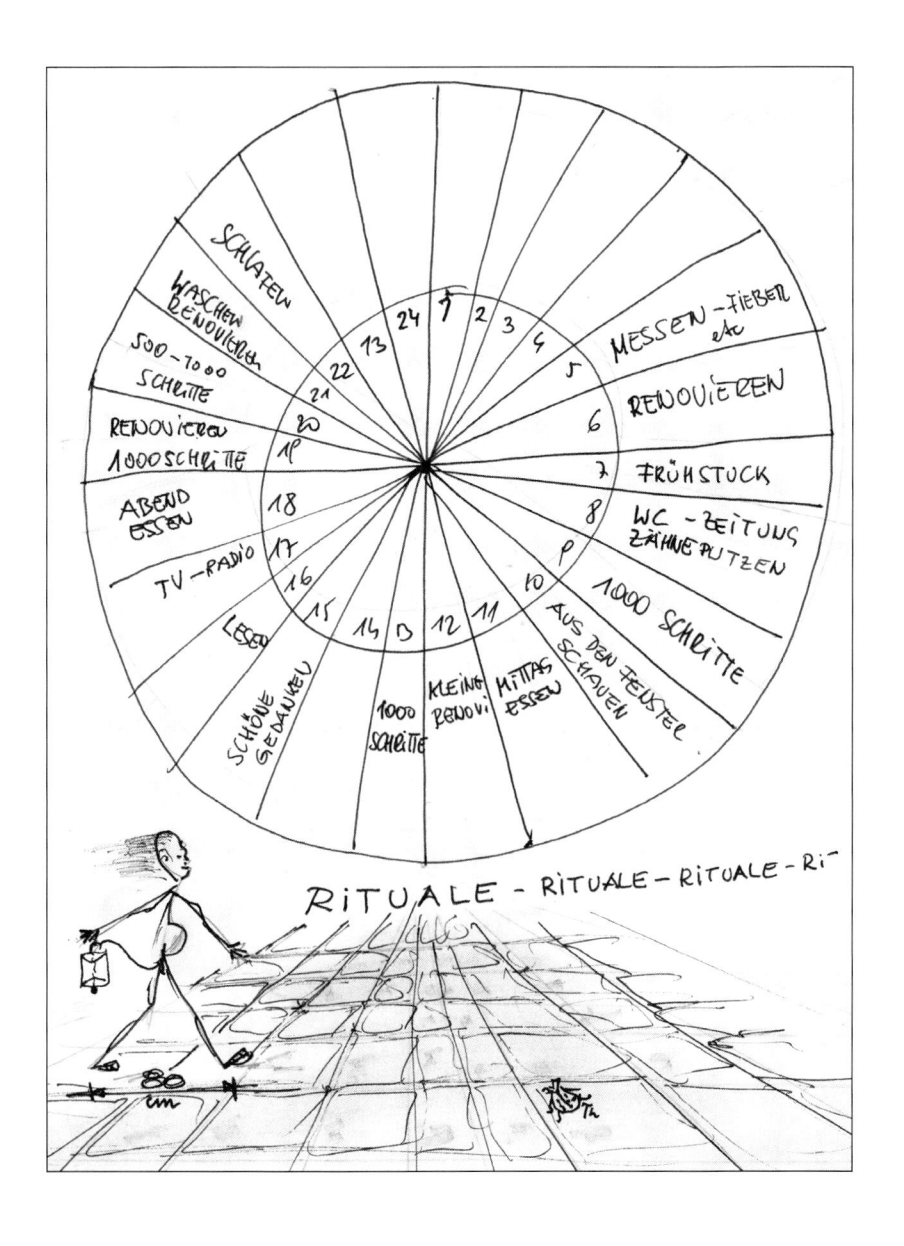

Dass ich nach der Operation müde war, hat mich nicht überrascht. Die Müdigkeit macht aber schnell der Trägheit Platz. Da heißt es, dem inneren Schweinehund Saures geben.

Mir hat ein selbst auferlegtes Tagesfixprogramm sehr geholfen. Nach den üblichen Messungen am Morgen wie Blutdruck, Fieber, Zucker und der Stuhlfragen (ja – nein – oder elektrisch) kommt die Zeit fürs Frühstück. Die Zeit dazwischen wird fürs Waschen, Rasieren, Haare föhnen genutzt. Nach dem Frühstück folgen der Gang zum WC und anschließend ein Tratschgang durchs Spital. Mindeststrecke 1.000 Schritte. Danach Wasser trinken in kleinen Schlucken. Das Programmrad dreht sich zu Mittag und nach dem Nachtmahl gleich. Als Tagesabschluss 1.500 Schritte vor dem Zubettgehen. Müde und zufrieden schlafe ich dann bis 4 Uhr morgens im Spitalsbett. Wieder zu Hause, versuche ich die Trägheit gar nicht erst aufkommen zu lassen. Frau + Kinder, Haus + Garten sorgen für Bewegung. Nicht schwer heben, am Anfang max. 3–4 kg. Achtung, ein Laptop hat bald einmal 3 kg. Nach 6 Wochen max. 6 kg. Wenn man bereit ist, sich zu bewegen, findet sich immer etwas Passendes. Rasten ist Rosten.

Nahrung

Nach der OP gibt es vorerst nur einen kleinen Schwamm zum Befeuchten der Lippen.
Am 2. Tag nach der OP (Tag 1 = der OP-Tag) nur Tee trinken, noch keine feste Nahrung.
3. Tag: flüssige Nahrung, Suppe, Kompott und in dieser Art weiter aufbauend, damit man zu Kräften kommt. Wer Diät halten muss – Plan vom Diätologa – sollte dies bei der Anmeldung im Spital sofort bekannt geben. Es wird unbedingt darauf Rücksicht genommen.

Wichtig habe ich das Trinken von klarem Leitungswasser genommen. Kein kohlensäurehältiges Mineralwasser, das bläht ungemein auf und man mag dann nicht viel trinken. Leitungswasser hilft, die Blase zu reinigen. Ich habe das am ständig reineren Urin wahrgenommen. Nach dem Essen ist ein Spaziergang sehr wichtig. Dies macht den Stuhlgang viel leichter. Im Übrigen ist Bewegung alles. Vorsichtiges Stiegensteigen, langsames Gehen und erst später, wenn man sicher ist, schneller werden, jedoch nie ruckartig.

Sitzen, liegen oder mal so ein bisschen spazieren gehen sind nicht wirklich gesundheitsfördernd. In Schwung bleiben, das verschafft Schwingungen in Kopf und Körper, den Geist auf Trab halten. Das schreibt sich zwar so leicht, ist aber unglaublich anstrengend.

Fettes Essen, Alkohol und Süßigkeiten meide ich nach wie vor. Ebenso ist es der Gesundheit förderlich, nach 18.00 Uhr nicht mehr zu essen – zumindest versuche ich das. Kohlensäurefreies Wasser in kleinen Schlucken trinken, und das gleichmäßig 1–1,5 Liter über den Tag verteilt, bringt Schwung in Verdauung und Wohlbefinden. Diese ein bis eineinhalb Liter sind sehr schwer zu schaffen, weil man ja nicht aus Durst trinkt, sondern aus Blasenreinigungsgründen.

Auf der Straße in ein neues Leben

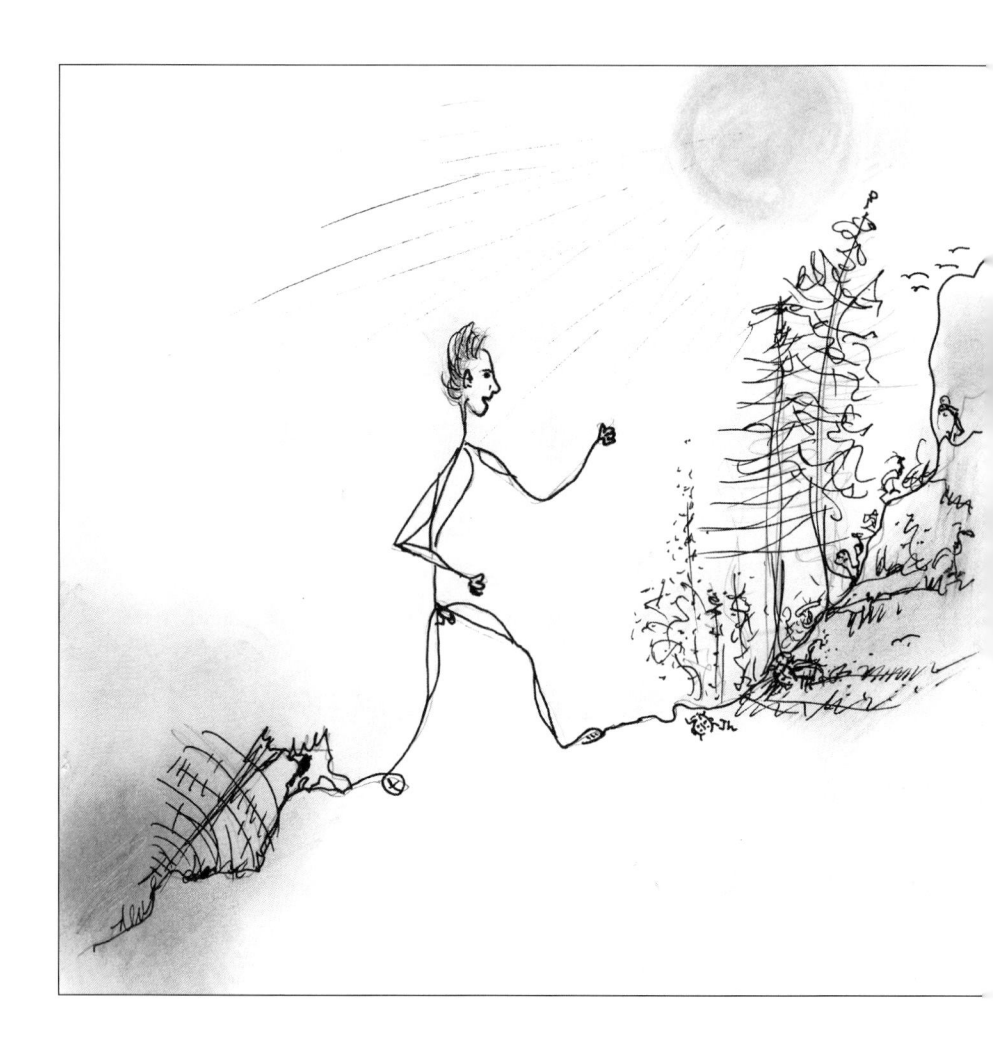

Die ersten Wochen zu Hause

Die nachfolgenden Zeilen habe ich in einer Zeit aufgeschrieben, in der ich total depressiv und unmotiviert war.

Montag, 26.04.2010, 21´15 Uhr

Fühle mich richtig leer. Es ist furchtbar demütigend, impotent zu sein. Wo man hinsieht, alles ist – SEX-animierend. Und ich kann da nicht mehr mit, also ein Ochse nur mehr zum Arbeiten und Leiden. Nur langweilig, ein Warten – warten auf – warten auf was eigentlich? Heute warten auf morgen, morgen auf übermorgen usw. Ich habe vor nichts (außer vor Schmerzen) mehr Angst. Ich bin dem Tod vorerst davongelaufen, mit dem Wissen, er ist hinter mir. Wie weit mein Vorsprung ist, ist nicht erkennbar, ist aber auch total egal. Wer die Todessense gespürt hat, hat keine Furcht mehr davor. Es kann auch sein, dass selbst der Tod das Interesse an mir verloren hat. Er kennt mich schon, er ist bereits ein Bekannter. Ich bin sein Bekannter und er weiß, dass er der Sieger sein wird. Genau wie ich weiß, dass ich ihn nie wirklich überlisten kann. Für was auch, wo ich doch zum Ochsen geworden bin.

Ich habe einmal einen Witz gelesen: Ein Mann betet zu Gott. „Herr, wo du mir jetzt das Können genommen hast, nimm mir bitte auch das Wollen."

Auch das ist für mich kein Witz mehr, sondern Realität. Zu wissen, dass es etwas Süßes gibt, und man es nicht haben kann, ist schlimmer, als wenn man dessen Existenz gar nicht kennt.

So ganz nach Johann Wolfgang v. Goethe, der da in seinem Gedicht meint: Nur wer die Sehnsucht kennt, weiß, was ich leide. Da wandle ich Goethes Gedicht einfach um:

> Nur wer die Sehnsucht kennt,
> weiß, was ich leide!
> Mein Schwert ist doch durchtrennt,
> es fehlt die ganze Freude.

Seh' ich ins traute Bett,
es bleibt so leer die Scheide.
Ach! Die mich liebt und kennt,
harrt so an meiner Seite.
Es schwindelt mir, es brennt
mein Eingeweide.
Nur wer die Sehnsucht kennt,
weiß, was ich leide!

Kurz nach der Operation hatte ich viel mehr Hoffnung. Ich war damit beschäftigt zu genesen. Jetzt, wo ich äußerlich OK bin, spüre ich erst den Verlust, den ich für eine eventuelle Lebensverlängerung in Kauf genommen habe. Die Witze, die ich vorher gerissen habe, sind zum Tränenlied geworden. Man fühlt sich durchschaut. Ich glaube, Saufen könnte zumindest für eine Weile eine Brücke zum Glück sein.

Solche und ähnliche Stimmungen haben mich nach der Entlassung aus dem Spital schon ein paar Mal übermannt. Aus so einem Tief kommt man alleine nicht mehr heraus. Vom totalen Sich-gehen-Lassen bis hin zu sehr starken Selbstmordgedanken ist alles im Kopf. Vor allem das Anzweifeln von Entscheidungen, das Gefühl, lästig oder gar unnütz zu sein, ist so bedrohlich stark. Manchmal ist einem zum Schreien, zum Weinen, zum Trotzen oder man neigt zur totalen Gleichgültigkeit. Überall sehe ich Feuer, Kälte, Schmerz und Geröll.

Outfit

Zuerst glaubte ich, mit meinem Davor abschließen und mir ein komplett neues Outfit gönnen zu müssen. Aber genau das hätte Aufmerksamkeit auf sich gezogen und ich hätte Erklärungsbedarf gehabt.
Kein Aufsehen erregen, war dann mein Entschluss.
Damit ich mich voll der Genesung hingeben konnte.
Gesund werden ohne Stress.

Bewegen im Alltag nach der Katheterabnahme

Nachdem der Katheter entfernt ist, muss der Schließmuskel wieder aktiv werden. Nach 8–10 Tagen Funktionslosigkeit durch den Katheterschlauch rinnt am Anfang alles durch. Ich habe vor der Operation sehr brav den Beckenmuskel trainiert, trotzdem gelingt es mir in den ersten Tagen nicht, das Wasser zu halten. Jetzt heißt es denken vor dem Bewegen: vom Sessel aufstehen – an die Blase denken – Beckenmuskel einsetzen und fiktiven Blasendeckel zuhalten. Auf den Harndrang achten, aufstehen, mit dem Kopf bei der Blase sein und erst dann losgehen. Das Gleiche gilt beim Hinsetzen, Beugen oder wenn man nur die Schuhe zubindet. Ohne Windel bin ich nicht ausgekommen. Habe aber durch viele Übungen rasch an Kontrolle gewonnen. Übungen wie aufstehen, hinsetzen, aber nicht zu oft, der Muskel ermüdet eigentlich schnell. Zehn Minuten im Bett liegen ist erholsam. Nach 15 Wochen habe ich die Windel absichtlich nicht mehr verwendet, höchstens, wenn ich wo zu Besuch war.

Eine ungewohnte Umgebung, schnelles Drehen oder Lachen, das lässt schon mal dem Wasser freien Lauf. Wenn auch nur ein Tropfen – echt unangenehm, vor allem, wenn man es durch die Hose merkt. Niesen ist bei mir auch heute noch mit ein paar Tropfen verbunden. Ansonsten bin ich nach etwa 10 Monaten dicht. Radfahren darf man laut Primar Montblanc erst sechs Monate nach der Operation. Sitzen auf schmalem Hocker verursacht trotz sonstigem Dichtsein ein, zwei Tropfen. Laufen und Turnen machen mir keine Probleme. Selbst beim Tennisspielen, Fußballspielen oder bei einem Sprung übers Bacherl bleibe ich dicht. Sitzplatzveränderung an der Bankkante jedoch drückt sofort einen Tropfen aus der Blase, also Zurücksitzen und dann nachrücken. Immer wieder gibt es aber Überraschungen: schnelle Bremsreaktion im Auto, ein kleiner Rutsch auf dem Glatteis oder … Es wird noch mehr Gründe für ein oder zwei Tropfen in der Hose geben.

Mitteilen, was mit mir gerade geschehen ist

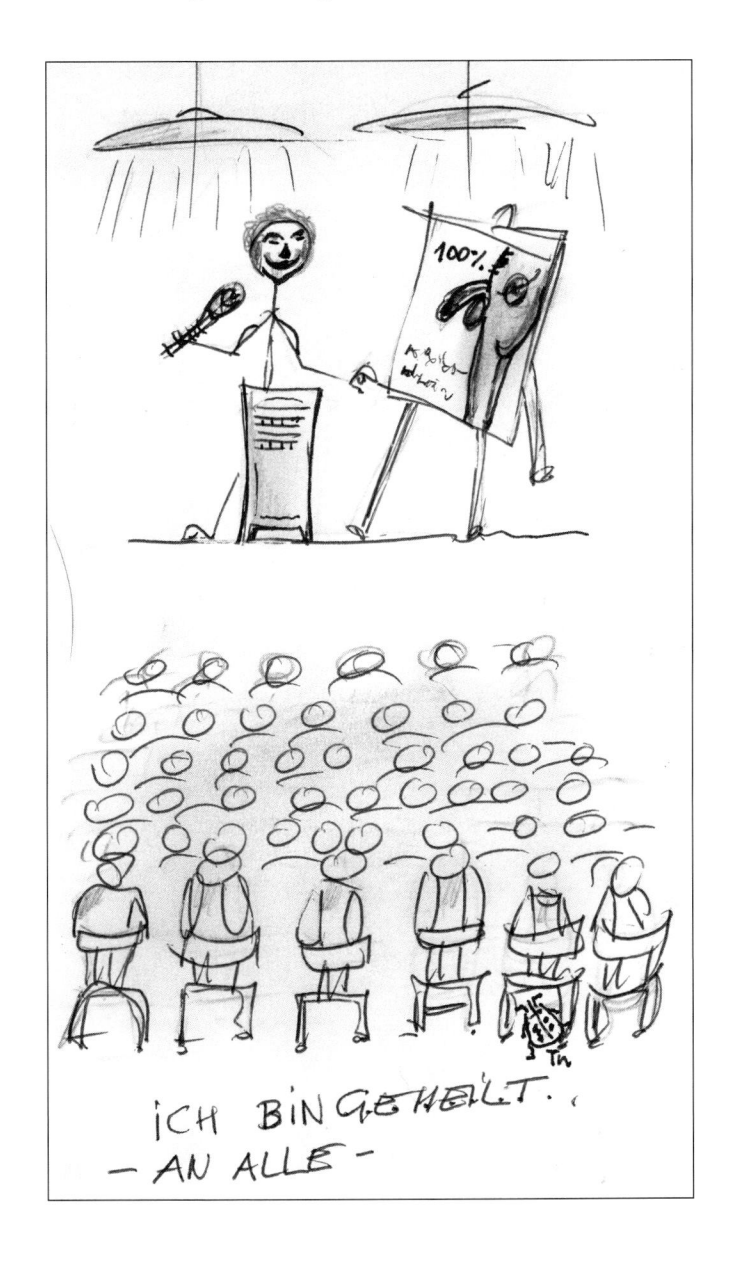

ICH BIN GEHEILT.
- AN ALLE -

Die Entscheidung, von der Operation nur die Nächsten, also nur Frau und Kinder, zu informieren, war goldrichtig. So konnte ich mich sehr gezielt ohne vermeintlich gute Ratschläge auf die Operation vorbereiten. Und zwar so vorbereiten, wie ich es mir aufgrund der Informationen von Dokta Herzlich und Dokta Hobelsohn ausgedacht habe. Auch die Spitalsbesuche blieben auf die Familie beschränkt. Nach der Operation und aus dem Krankenhaus entlassen, merkte ich bald, dass Aufklärung nottat. Weil, sobald meine Erkrankung durchgesickert war, Spekulationen grassierten. Ob ein mir Bekannter wollte oder nicht, ich habe über die Operation und über meinen Zustand ganz oft gesprochen. Auch die Inkontinenz und Impotenz habe ich deutlich angesprochen. So habe ich mancherorts dem Tratsch vorgebeugt. Ich habe aber auch immer wieder bei passender Gelegenheit von meinen Genesungsfortschritten erzählt.

Das hat auch mir gut getan. Jemandem vom Erfolg zu erzählen, macht mich schon froh. Heute redet niemand mehr zweideutig über meine Erkrankung. Jeder aus meinem Verwandten- und aus dem ganzen Bekanntenkreis ist eingeweiht.

Was hilft

- Stress vermeiden
- Viel Schlaf und Ablenkung vom Alltag: Musik, Filme, Wanderungen
- Gesunde Ernährung
- Turnen
- Unterleib warm halten – Wärmeflasche
- Erotische Bilder
- Erotische Filme, aber Achtung, Thema muss gut ausgewählt sein, kann auch negativ wirken
- Erotische Literatur
- Häufiges Massieren des Gliedes von der Wurzel bis zur Eichel
- Auch ohne Lust Gliedtraining
- Vakuumpumpe für die Psyche und den Schwellkörper
- Urofit Stimuliergerät hilft bei Inkontinenz und steigert die Erektion.
- Aufzeichnungen, Messungen, Häufigkeit des Erektionserfolges

- Sich Zeit lassen und ganz bewusst sich wahrnehmen, aber das Vorspiel nicht übertreiben
- Wenn man schon dabei ist, kann es ruhig eine Zugabe geben.
- Wenn das Glied eine gute Steifheit erreicht hat, am Gliedanfang einen Penisring anlegen. Mehrere Größen ausprobieren, nur nicht zu klein. Mir hat ein breiterer Ring mit ganz leichtem Druck um das Glied ausgezeichnete Unterstützung gebracht und er stört überhaupt nicht.
- Wenn es mal nicht so klappt: Morgen ist wieder eine Nacht.
- Nicht zu große Hoffnung in Erektion fördernde Medikamente setzen
- Selbstbeobachtung: Wie, wann, was erregt mich.
- Medikamente wie Viagra, Cialis etc., also PDE-5-Hemmer, haben bei mir auf dem Nachttisch gleich viel geholfen wie im Magen. Das heißt nicht, dass diese Pillen nicht wirken könnten, für mich bedeuteten sie nur so viel wie ein vorsorglich bereitgestellter Rettungsring.
- Eine Partnerin, die einen annimmt, wie man ist, ohne Druck, aber mit viel Verlangen und ehrlicher Bewunderung.

Das Doppel-K

Ich hätte jede Weltmeisterschaft gewonnen, wenn es um den weichsten und kältesten Penis gegangen wäre. KK, klein und kalt fühlt sich alles an, vom Hoden bis zum Ende der viel zu langen Vorhaut. Die Ursache konnte ich nicht mit Sicherheit eruieren, aber ich glaube, dass durch das Herausschneiden der Prostata die Durchblutung noch nicht so perfekt ist. Ohne Windel ist es sehr arg, vor allem an eher kühlen Tagen. So habe ich die Beobachtung gemacht, dass die Windel mit der Saugfüllung sehr wärmend und somit belebend wirkt. Das Würmchen wird dahinter wenigstens zum Wurm. Diese Erkenntnis hat mich bewogen, mit der Wärmeflasche das ganze Areal anzuwärmen (45°C). Das habe ich während meiner Erholungspause im Bett gemacht. Abwechselnd Hoden und Glied leicht, aber durchgehend 5–6 Minuten massiert. Form und Farbe nahmen langsam den vertrauten Zustand an.

Sehr wohltuend war eine solche Massage für die Operationswunde. Der Bereich rund um die Wunde wurde immer empfindsamer. Auch die Farbe der Wunde wurde immer heller. Zur Erleichterung der Massagearbeit habe ich mir ein Kneipp Massageöl besorgt. Ganz sparsam aufgetragen, lässt sich alles viel gefühlvoller massieren. Ein wunderbares Gefühl des Spürens stellt sich ein und gleichzeitig Hoffnung und Motivation für weitere Übungen, damit aus dem Doppel-K ein WG wird, also warm und groß.

Stuhlgang

Die Prostata, welche vor dem Enddarm anliegt, ist ja nicht mehr da. So spürt man auch den Stuhlgang anders. Alles geht ruckartiger. Die Blähungen haben andere Laute und sind manchmal heimtückisch von Material begleitet. Hier heißt es, viel Gefühl entwickeln, um keine bösen Überraschungen zu erleben. Bei einer Verkühlung, Grippe oder sonstiger körperlicher Verstimmung muss ich auf das Enddarmverhalten sehr bewusst achten, damit sich in der Hose keine Bremsspuren abzeichnen. Stuhlunregelmäßigkeiten machen mir manchmal Sorgen. Aber diese lästige Seite der Operationsfolgen ist Gott sei Dank eher selten. Leidensgenossen haben mir zwar nie von Schwierigkeiten bezüglich unkontrollierten Stuhlabgangs erzählt. Vielleicht habe nur ich hier diesbezüglich Nachwehen. Deshalb habe ich immer versucht, sehr bewusst Wasserlassen und Stuhlgang zu bestimmen, auch wenn es schon eilig war.

Orgasmus

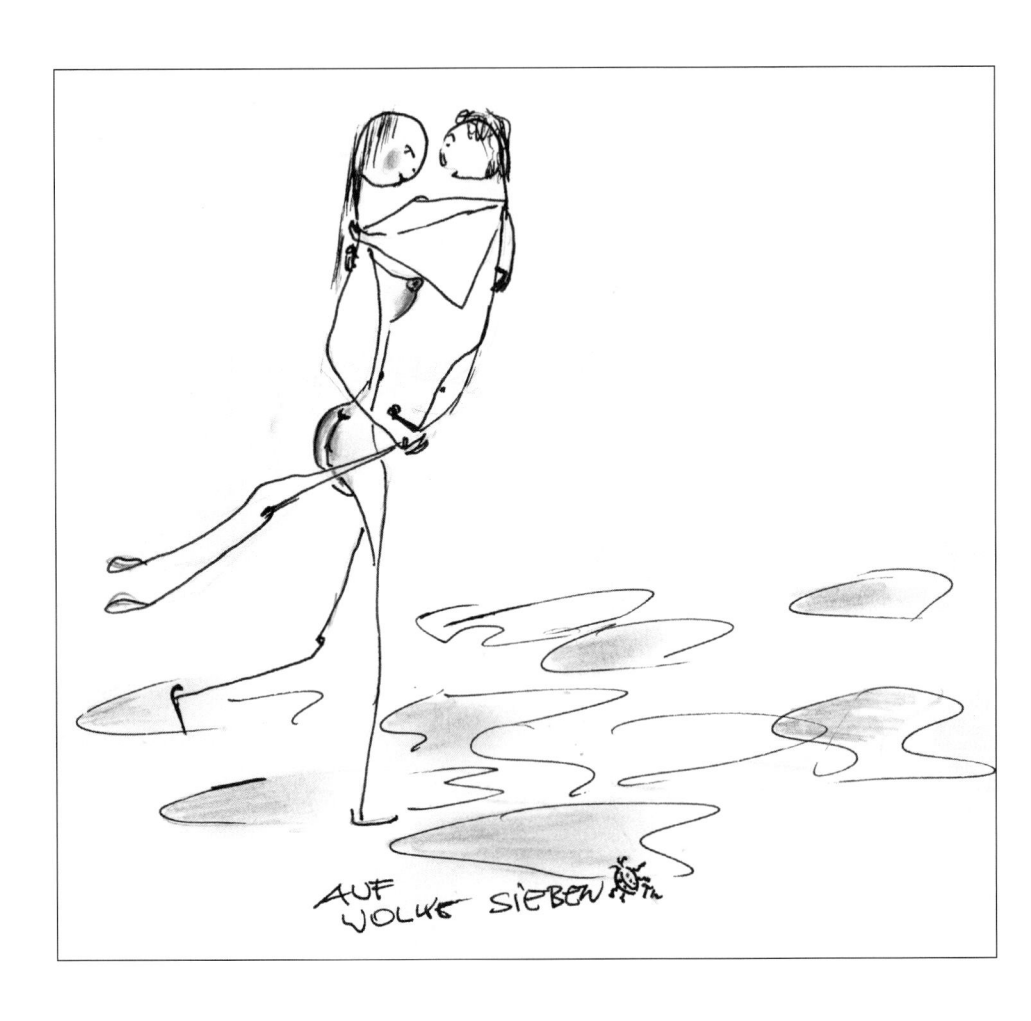

Ging der Orgasmus vor der Operation am Höhepunkt mit dem Samenerguss – Ejakulation – einher, ist dies seit dem Entfernen der Prostata nicht mehr der Fall. Der Orgasmus ist vom Gefühl her eher intensiver als vor der Operation. Es fehlt nur das Spüren des Abspritzens.
Befriedigung und Erschöpfung sind unverändert, manchmal intensiver. Die Erschöpfungsdauer ist aber viel kürzer. Einem neuerlichen Ansturm steht nichts mehr im Wege. Hier bewährt sich die Aufzeichnung über den Zustand vor der Operation. Nachdenken, wie war es vorher wirklich?
Um diesen Zustand zu erreichen, bedarf es fleißigen Übens beziehungsweise rücksichtslosen Trainings. Erfolge stellen sich sporadisch ein, Rückschläge sind laufend zur Stelle. Der ärgste Feind ist Stress im Alltag, Druck von der Partnerin oder anderer, meist eingebildeter Druck.
Ist der Schwellkörper im Penis längere Zeit nicht aktiv, kann es laut Dokta Herzlich zu irreversiblen Schäden kommen. Also so früh wie möglich mit dem Gliedtraining beginnen. Auch wenn es in der ersten Zeit mühselig und frustrierend ist, stete Übung bringt dem gewünschten Ziel näher.

Nach der Operation rührte sich bei mir gar nichts. Eine Packung Viagra, die ich mir vor der Operation vom Arzt hatte verschreiben lassen, war total wirkungslos. Das Würmchen blieb ein jämmerliches Würmchen. Animationsbilder und Sexfilme erzeugten wohl ein Wollen, die Frage war nur, mit was. Hier beginnt ein furchtbarer Teufelskreis. Das Wasserlassen noch nicht im Griff, Sex wird zum Stressfaktor, Sorge um die Ehefrau, die wildesten Bilder schwirren im Kopf. War es das? Für was die Operation und all die Schmerzen und Mühen? Trost ist kontraproduktiv. Jeden Witz über Sex beziehe ich auf mich. Man spürt das Glied nicht. Sollte sich bei aller Anstrengung das Würmchen zu einer kleinen Bewegung hinreißen lassen, freut es einen schon sehr. Also her mit jedweder Literatur. Das beste Buch, welches ich gefunden habe, war ein Katalog von Beate Uhse, und zwar speziell die Seiten mit Sexspielzeug. Hier habe ich mir einige Anregungen geholt, habe mir eine Vakuumpumpe besorgt, mit deren Hilfe ich das Würmchen zum Entpuppen anreizte. Am Anfang eher zart und öfter, aber immer vorher massieren – erwärmen. Schon das Zusehen, wie die Sache Form annimmt, gibt Hoffnung und steigert den Mut und die Motivation, hier fleißig zu sein.

Eine sehr gute Stimulation erreichte ich mit einem Urofit Stromtherapiegerät. Zwei Kontakthaftstreifen am Glied angelegt geben stimulierende Stöße ab. Ich konnte aber erst nach vielen Anwendungen, ich glaube über zwei Wochen täglich zwei mal zehn Minuten, eine nachhaltige Besserung wahrnehmen. Die Vakuumpumpe ist langfristig nicht so nachhaltig. Und wie schon erwähnt, so lange das Glied kalt ist, bleibt es ein Würmchen. Messungen von Umfang und Länge bestätigen den Erfolg und spornen an. Die größte Hilfe ist aber eine gefühlvolle Partnerin, die den Erfolg pflegt und bewundert. Eine unbedachte Äußerung kann aber schon wieder zu argen Rückschlägen führen. Jede Aktion sollte man aber unbedingt mit seinem Dokta besprechen.

Medikamente

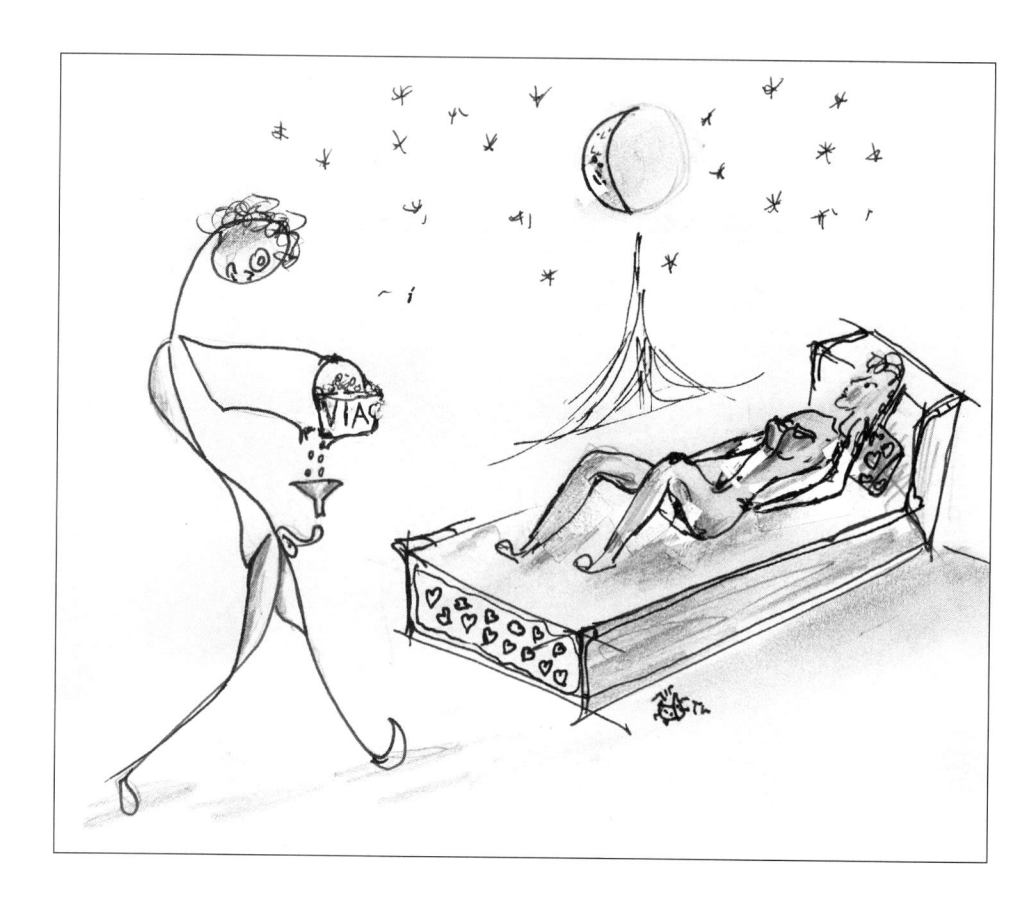

Ich persönlich habe von Medikamenten nicht profitiert. Es ist ein zum Programm gewordenes Spiel, die vermeintliche Hilfe weckt mehr Erwartungen, als sie je erfüllen könnte. Meine Packungen Viagra und Cialis haben sich auf dem Nachttisch mehr bewährt als im Magen. Aber die Möglichkeit, eine blaue Kapsel zu nehmen, macht frei. Wie erwähnt, das Orgasmusgefühl ist in der Intensität vielleicht gar stärker, eine Vereinigung ist bereits nach ein paar Minuten wieder möglich. Ich habe jetzt nicht mehr Sex mit meiner Frau als vorher, aber intensiver. Im Übrigen ist das Glied zwar nicht mehr ganz so steif wie vorher, aber es passt sich wunderbar in seiner ganzen Breite an. Das Einführen ist etwas mühseliger. Mit der erwartungsvollen Partnerin und etwas Gleitcreme kann der siebente Himmel erreicht werden. Lust und Wollen gehen nicht immer einher mit dem Können. Hier können Bilder oder Filme die nötige Anregung für beide bringen. Wichtig, man muss den Tiger immer reizen, sonst wird er träge. Nur Lust macht Lust und beim Essen kommt der Appetit. Wichtig: nicht rauchen, kein Alkohol, aber viel turnen und Ausdauertraining.

Gemüt

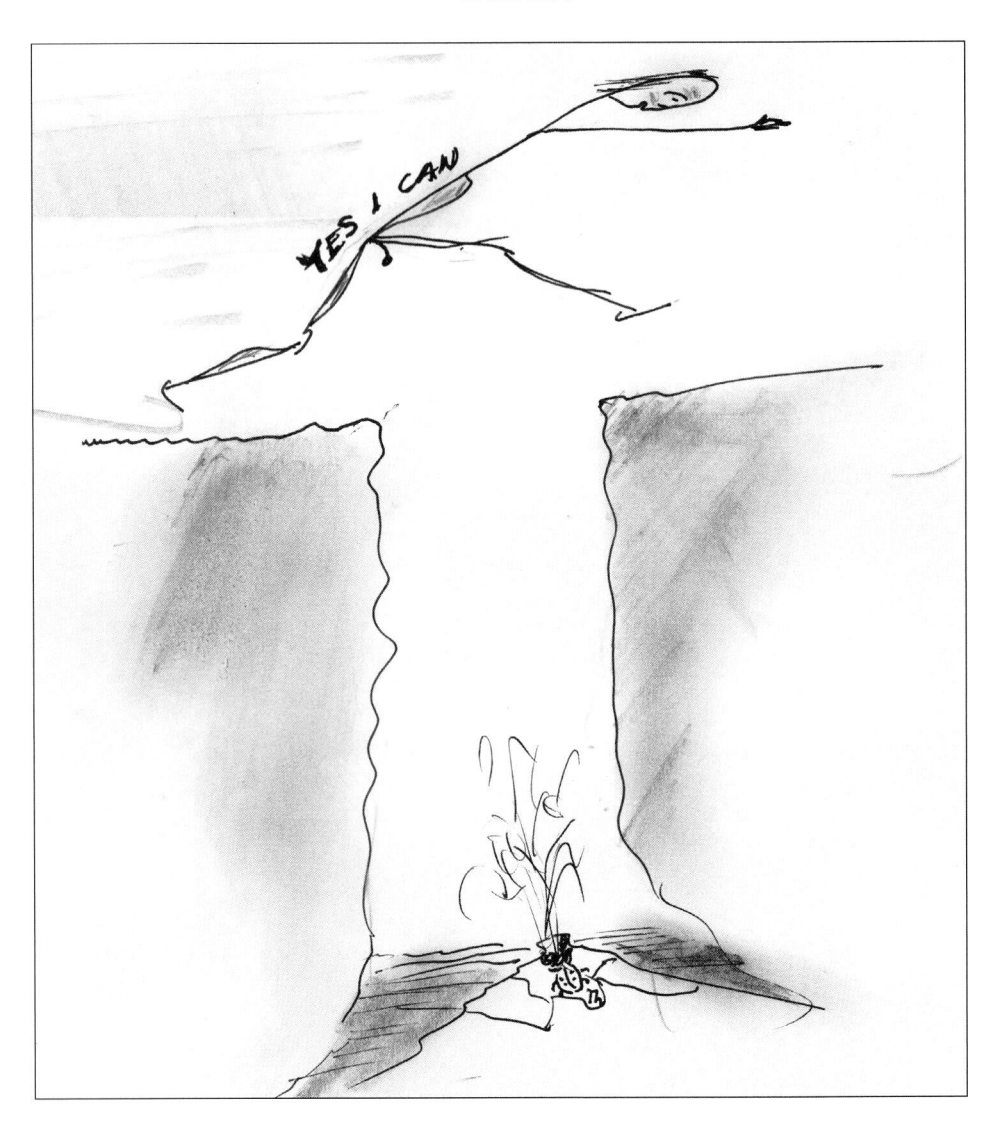

Die größte Genesungsbremse und gleichzeitig der größte Genesungsmotivator ist das Gemüt. Unvorstellbar, wie kleine Rückschläge oder Situationen mich blitzartig in ein gewaltiges Stimmungstief schicken. Da kann eine Bemerkung in einer Radiosendung schon genügen. Obwohl es für mich sowieso kein Thema mehr ist. Aber die Endgültigkeit, nie mehr ein Kind zeugen zu können, ist erschreckend. Eine Ansage im Radio: „90-Jähriger wurde Vater von Zwillingen". Bumm, das hat gesessen. Obwohl ich mich dagegen wehrte, es kam immer wieder hoch.

Noch tiefer getroffen hat mich nach einem halben Jahr der Satz, welchen ein Gast am Nebentisch gut hörbar zu dem neben ihm Sitzenden sagte: „Die Emma wäre eine Frau für dich, sie könnt's brauchen, weil ihr Mann ist eh Prostata-operiert." Aha, so denken jene Männer, die diesen Weg bisher nicht zu beschreiten brauchten oder noch nicht wissen, dass er auf sie wartet.

Prostata-operiert heißt 100 % impotent in allen nichtaufgeklärten Kreisen. Das musste ich durchwegs wahrnehmen.

Da erinnere ich mich an einen Witz in einer Illustrierten und der glänzte durch folgenden Wortlaut: „‚Der Karl ist 200 % impotent'. ‚200 % das gibt's ja nicht'. ‚Doch, er hat beide Hände in Gips.'"

Deprimiert und impotent

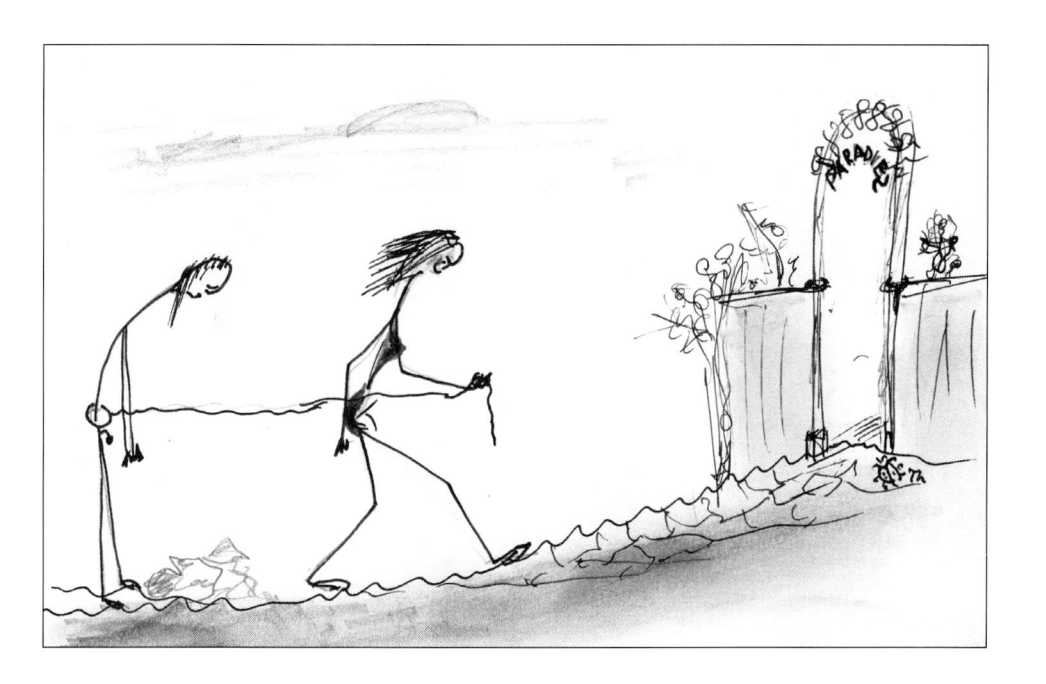

Es war gerade in einer Zeit, wo trotz allen Bemühens meine Potenz im Keller war. Jedes Wort von Freunden, Bekannten oder weniger Bekannten ist verdächtig. Auf einmal schwappt sogar eine starke Eifersuchtswelle ins Gemüt. Eigentlich bin ich vor nichts sicher. Das, was mich vom anderen Geschlecht unterscheidet, womit ich auch mein männliches Ego stärkte, das ist angeschlagen. Außer meinen sogenannten inneren Werten oder meinem Charme konnte ich meines Erachtens zu der Zeit nichts Besonderes bieten. Mein Stolz war gebrochen, weil mein Glied sich nicht meinem Kommando fügen wollte.

Und mitten in diesem Loch kommt meine Frau auf mich zu, nimmt mich so, wie ich bin, deprimiert, impotent, ungenießbar, gar nicht lustig oder fröhlich. Und schon kommt ein gutes Gefühl auf. Mit dem guten Gefühl meldet sich auch die Potenz zurück. Es ist unglaublich, was Zärtlichkeit, Vertrautheit, unendliche Liebe bewirken.

Meine Urologin Dr. Herzlich hat gesagt, das meiste spielt sich sowieso im Kopf ab. Ich füge hinzu: und in den Herzen zweier Verliebter.

Für mich ist das Wichtigste eine Familie, die zusammenhält. Da kann es schon manchmal krachen, Blitz und Donner, Sturm und Flaute geben. Solange die Familie dann bei dem ist, der Hilfe braucht, und gibt, auch wenn's der Betroffene aus Trotz nicht will, wendet sich alles zum Guten.

Wie wichtig ist mir eine aktive Sexualität und wie hilfreich ist sie für die Genesung nach der Operation?

Eigentlich war mein Lustempfinden in den letzten zwei Jahren sehr schwankend. Der Alltagsdruck – Stress – wirkte sich ab meinem 50. Lebensjahr sehr stark aus. Da meine Frau und ich beruflich die gleichen Aufgaben haben, treffen uns auch auftretende Belastungen gleich. In der stressfreieren Zeit sind wir immer sehr aktiv. Sex war für uns beide immer wichtig. Wir sind uns treu und vertraut. Offene Gespräche über unser Lustempfinden führen wir sehr oft.

Nach der Operation war es deshalb für mich die größte Hürde, hier eingeschränkt zu leben. Von morgens bis abends kreiste nur ein Wunsch im Kopf: mein Würmchen zu einem Tiger zu trainieren. Die Äußerung eines Mitpatienten, ich solle froh sein, dass ich lebe, konnte mich nicht begeistern.

So gesehen ist ein zufriedenstellendes Sexualleben für mich doch sehr wichtig. Wenn meine Frau auch meint, so wichtig wäre das auch wieder nicht, so konnte ich schon spüren, dass meine Genesung auf diesem Gebiet auch ihr gut tat. Mich hat der Wunsch, wieder ein für uns lebendiges Sexualleben zu ermöglichen, allen Antrieb für eine rasche Genesung gegeben. So manche mühselige Übung habe ich nur deshalb nicht abgebrochen, weil mein Maßband und eine Stoppuhr im Blickfeld waren. Wenn keine störenden Faktoren einwirken (Verkühlung, Grippe oder sonstige Beschwerden), steigern sich Erektion und Härte laufend.

Blitz und Donner

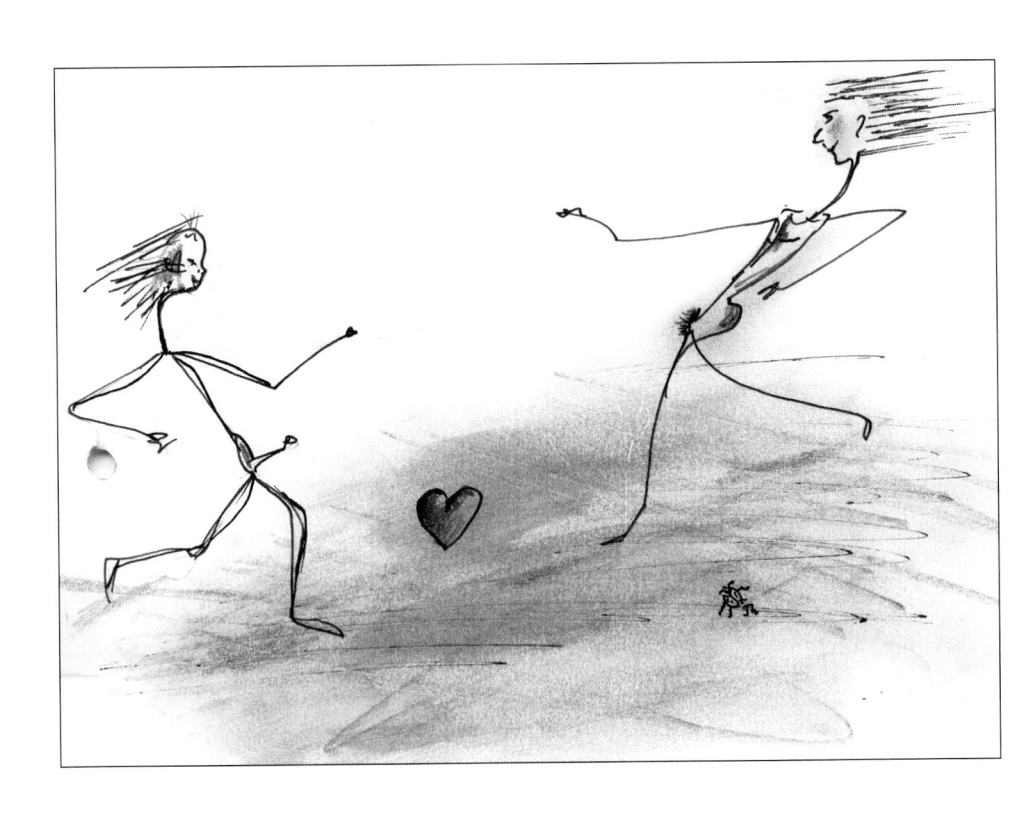

Natürlich mache ich mir Gedanken, wie ich es anstellen soll, wenn uns beide, meine Frau und mich, plötzliches Verlangen packt. Gleich vorweg, es ist mir am Anfang nicht gelungen, hier Manns genug zu sein. Ich habe diese Situation trainiert. Ohne Medikamente, diese würden sowieso erst nach 30–60 Minuten helfen. Nein, der Trick ist simpel: Es ist eine Arbeit für zwei. Vorbereitung: Penisring, Gleitcreme. Ein Reiben an der Gliedwurzel begleitet von Onanierbewegungen. Ist aus dem Wollfaden ein Liebespfeil geworden, Penisring anlegen, darf aber nicht zu eng sein, also vorher Größe ausprobieren. Hat bei mir eigentlich schnell geholfen. Wichtig, nicht zu früh das Glied einführen. Es wird in der Vagina am Anfang eher weicher und es bedarf eines zusätzlichen Pressdrucks, den die Partnerin mit der Hand auf die Oberseite des Gliedes ausübt. Das wirkt Wunder. Das Glied geht auf wie ein Luftballon und alles geht wie von selbst. Das liest sich sehr technisch, ist aber sehr erregend und die Prozedur wird später gar nicht mehr als lästig wahrgenommen.

Jetzt – nach neun Monaten – ist es nur mehr eine schöne Erinnerung. In Wirklichkeit ist unser Sexualleben eher belebter und fantasievoller geworden.

Allgemeines

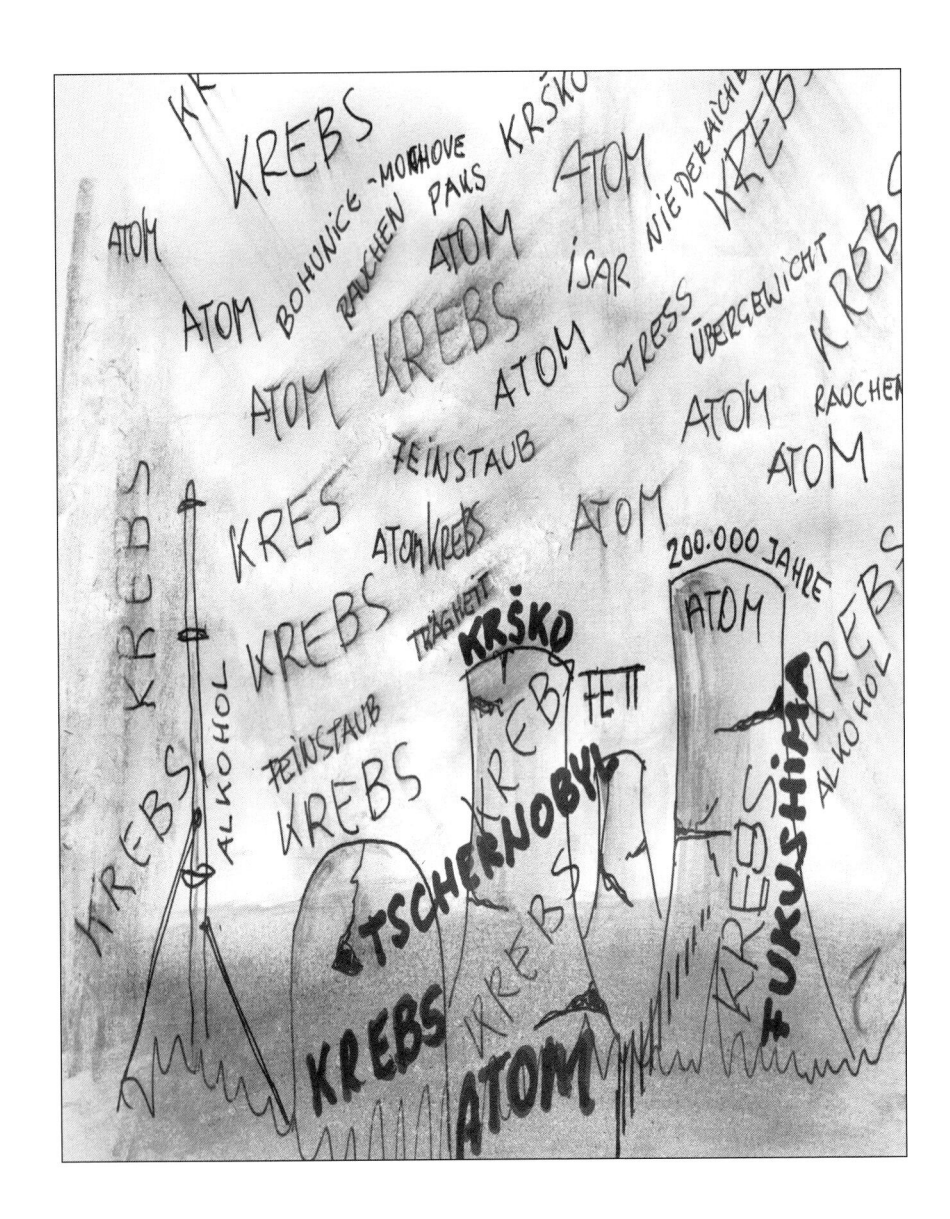

Die Körpersignale

Nach der Operation, wenn man wieder zu Hause ist, gilt es, besonders auf Körpersignale zu achten. Ich habe sofort mit dem Aufschreiben und Listenführen begonnen. So lästig das auch war und ist, so unglaublich viel hat es zur Genesung beigetragen. Es motiviert zu vielem, wenn man merkt, dass man dem Ziel, so zu werden wie vor der Operation, immer näher kommt. Da steckt man auch Rückschläge schneller weg. Schon beim Aufschreiben kommen Erinnerungen zurück. Werden diese festgehalten, sind sie für spätere Erkenntnisse gut zu brauchen. So z. B.: Habe gestern um 18.30 geturnt, bin aber schon nach vier Minuten müde!

Oder: Arge Kopfschmerzen; könnte das von den zwei Äpfeln kommen, die ich um 20.30 Uhr gegessen habe? So weiß ich, sollte sich das wiederholen, dass ich meinen Obstgenuss ändern muss – weniger oder zu einer anderen Zeit.

Auch fallweises Auftreten von unüblichem Harndrang vermerken. Jedes sexuelle Verlangen oder Desinteresse daran vermerken samt eventueller Erkenntnis, was die Ursache gewesen sein könnte.

*Arzt im Stress –
kann es das wirklich geben?*

An vielen Stellen in Spitälern und Ordinationen herrscht so eine Art Majestätsgehabe: Oberarm freimachen, umdrehen, lockerlassen und einatmen. Es würde keinem Dokta ein Stein aus der Krone fallen, hier freundlicher und einfühlsamer zu sein.

Die Meinung, dass die Spitalsärzte zu viele Stunden Dienst leisten, lasse ich nicht gelten. Wenn das nicht klug geregelt ist, hat ihre Standesvertretung versagt. 40 Stunden und aus. Mit ‚aus' meine ich wirklich aus – und nicht weiterwurschteln in der Privatpraxis. Dann macht so ein Dokta ermüdet und gestresst von Privatpraxis, Frau, Kind und Hobby total erschöpft seinen Spitalsdienst.

Ein LKW-Fahrer darf auch nicht mehr Stunden als erlaubt mit seinem Truck fahren, auch wenn er sich noch Geld dazuverdienen möchte. Ein Stresstest wie beim Autofahrer vor Dienstantritt beziehungsweise vor einer Operation könnte Sicherheit geben. Ich hoffe, dass ein Alkoholtest nicht notwendig sein wird, oder doch? Nein, Ärzte saufen nicht, rauchen nicht und leben ganz gesund. Ganz sicher bin ich mir da aber nicht …

Der Patient ist König, der Chef und das Wichtigste

Nicht meine Krankenkassa oder Krankenversicherung, auch nicht die Verrechnungsstelle der Spitalsverwaltung ist wichtig. Jetzt bin nur ich wichtig, weil ich das absolute Recht auf die beste Behandlung nach dem neuesten Stand der Medizin habe. Punktum.
Es sind aber nicht nur die Ärzte, die hier lernen müssten. Das Pflegepersonal hat großen Nachholbedarf. Sprüche wie „Na Opa, wie geht's uns denn heut? Haben wir schon Stuhl gehabt?" oder „Schön brav die Medizin nehmen Opa, damit wir gesund werden". Das ist nicht Vergangenheit, sondern noch oft Gegenwart.

Der Mensch als Patient ist der König. Und alles hat sich dem unterzuordnen. Da ist an erster Stelle das Bundesministerium für Gesundheit. Die nächste Ebene ist das Spitalswesen. Hier sind die Prioritäten total bescheuert: tolle Parkanlagen, aufwendige Einrichtungen für den Aufnahmebereich, unnötiger Firlefanz in Warteräumen und auf Gängen. Dahinter oft alte und nicht funktionierende Geräte. Gespart wird dort, wo die Öffentlichkeit nicht hinsieht. Billige Messgerätschaft in den Stationen, aber eine MR-Maschine mit 30 % Auslastung.

Das Budget wird saniert mit dem Ausscheiden von Betten und Personal. Was sind das für Manager, die glauben, Gesundheit lässt sich budgetieren. Hier muss es mehr Spielraum geben, an Geld fehlt es sicher nicht. Es wird nur an der falschen Stelle ausgegeben: z. B. Abfangjäger, dubiose Beraterhonorare und vieles mehr.

Dem praktischen Arzt müsste auch die Beratungszeit, das so wichtige Arztgespräch, dementsprechend honoriert werden. Ich glaube, dass durch intensive präventive Beratung die Sozialkosten gewaltig gesenkt werden könnten. Hier muss der Patient informiert werden, was er selbst zur Genesung beitragen **MUSS**.

Der Patient muss deshalb unbedingt wissen:
- Was ein ihm verschriebenes Medikament bewirken soll.
- Was er gerade bei seiner Erkrankung nicht darf und was dies oder jenes für Folgen haben kann.
- Der Patient muss Eigenkontrolle ausüben, also Selbstbeobachtung und diese auch schriftlich festhalten.

Das ist den meisten Patienten zuzumuten, sofern ihr geistiger Zustand es erlaubt. Wäre es einem Patienten nicht zuzumuten, müsste ein Krankenbegleiter beigestellt werden. Die Kosten hierfür würden sich schnell amortisieren. Vielleicht gäbe es dann auch weniger Scheinkranke.
Das würde rasch zu einem gerechteren Gesundheitssystem führen.

Also mehr Information und Prävention, so könnte auch das Sozialwesen geheilt werden.

Lob

Sehr motivierend auf das Pflegepersonal wirkt sich ein ehrliches und nettes, also nicht künstlich übertriebenes Lob aus. Auch das Dokta hört gern, wenn man sich bei ihm gut aufgehoben fühlt.

Das Trinkgeld beim Verlassen des Spitals ist für K. Mit K ist nicht die Kaffeekassa, sondern „für die Katz" gemeint. Ich bin überhaupt gegen jede Art von Trinkgeld, weil ich der Meinung bin, Freundlichkeit, gute Betreuung sowie eine verantwortungsvolle Pflege bedürfen keiner Extraentlohnung. Zuwendung an Liebe, Vertrautheit und Vertrauen bedarf keiner Motivation durch Geschenke oder Geld.

Was schadet

Meine Erfahrungen und Empfindungen, was mir geschadet hat und welchen Schaden ich vermeiden konnte:

- Zu wenig Kraft aufgewendet, um meine Obsorge, Pflege einzufordern.
  Schaden: starke Schmerzen
- Zu wenig gefragt, was als Nächstes passiert.
  Schaden: Das schafft Sorgen und macht unsicher
- Als Lesestoff viel zu lange und schwere Literatur. Am besten wären eigentlich Mickey-Mouse-Hefte.
  Schaden: Fast nichts gelesen, weil zu wenig Konzentration aufzubringen ist.
- Viel gehen, viel bewegen.
  Vorteil: Man wird beweglicher, bleibt fitter und schläft nachts besser.
- Kommunikation, Mitpatienten ansprechen, aber sich sofort ausklinken, wenn es nicht erwünscht ist.
- Oder wenn der Bettnachbar lästig wird. Ich habe mir geholfen, indem ich aufs WC ging oder ein Telefonat führte. Es ist sehr anstrengend, wenn man dauernd von jemandem verfolgt wird, das kann sehr belasten.
  Nachteil: Es kann lästig sein.
  Vorteil: Man bleibt am Ball und fängt nicht zu grübeln an.

- Besuch: In den ersten Tagen habe ich gleich nach der Begrüßung gesagt: Eine Stunde halt ich aus, dann möchte ich schlafen. Unbedingt den Besuch so lenken, dass dieser gut tut, also nicht anstrengend wird.
  Vorteil: Zeitvertreib und Aussprache, wenn der Besucher überhaupt zuhören kann.
  Nachteil: kann sehr anstrengend sein
- Zu wenig trinken: Ich habe nach Zeitplan getrunken: alle zwei Stunden einen viertel Liter Wasser.
  Vorteil: Blase schön gespült, gute Genesung ermöglicht.
- Gut sitzende Unterhose, damit die Windel dort bleibt, wo sie hingehört.
  Vorteil: schmiegt sich schön an und wärmt
- Kalte Unterlage beim Sitzen führt zu Gefühllosigkeit im Genitalbereich und ist auch nicht durchblutungsfördernd.
- Windeln: So oft wie nur möglich ohne Windel unterwegs sein.
  Vorteil: Die Aufmerksamkeit bleibt geschärft.
- Keine Abstinenz in Bezug auf Sexualität und Erotik. Hier heißt es einfach, Hochleistung anzustreben. Bequemlichkeit und Trägheit greifen schnell um sich.
  Vorteil: Die Schwellkörper im Glied bleiben im Training.

- Stress: Ist der absolute Lustkiller. Entspannung und ein gutes familiäres Klima sowie ein nicht zu üppiges Essen sind hilfreich.
- Alkohol: Kann zwar Hemmungen abbauen, für eine Vereinigung ist Alkohol aber nicht hilfreich.
Nachteil: Alkohol weicht alles auf.
Vorteil: Man kann sich nicht mehr daran erinnern.
- Wenig Schlaf: Schadet sicher, weil es Müdigkeit hervorruft und der allgemeine Gesundheitszustand darunter leidet.
- Desinteressierte Partnerin: Ist ein 100%iges Abstinenzmittel und führt direkt in die Impotenz.

Der liebe Gott

Als römisch-katholisch erzogener Mensch habe ich einen sehr starken Glauben an Gott. Die Kirche sehe ich als Verein ohne Vorbildwirkung. Kirche – die größten Kriege wurden von der Kirche ausgelöst und der Glaube der Menschen wurde dafür missbraucht. Päpste, Kardinäle hurten und schwelgten in Sexexzessen; Priester und dergleichen fielen über Kinder her. Und mit Demut haben vergoldete Priestergewänder auch nichts zu tun. Das Zölibat ist nur erfunden, um keine offiziellen Erben zu hinterlassen.

Ich will damit nicht sagen, dass alles, was Kirche ist, auch schlecht ist. Für den Menschen, der da Trost findet, ist sie ein guter Platz, genauso, wie sicher viele Geistliche anständig sind und einen gesunden und kirchenkritischen Hausverstand haben.

Ich haderte oft mit Gott, bitte ihn aber selten um etwas für mich und versuche so zu leben, dass ich niemandem Schaden zufüge. Ich kann aber nicht alle meine Nächsten lieben. Auf so manchen habe ich einen furchtbaren Zorn und einige sind mir gleichgültig.

Während meines Krebsleidens habe ich oft mit Gott gesprochen, ihn aber nie um Hilfe gebeten, weil ich gehofft habe, er wird schon wissen, was er macht. Er wird mir die Kraft geben, die ich brauche, den Rest darf der liebe Gott machen. Er braucht ja schließlich auch eine Arbeit und die, so hoffe ich doch, wird er schon gut machen. Obwohl ich mich schon oft frage, warum Gott so viel Elend auf der Welt zulässt.

Die Gemütstäler

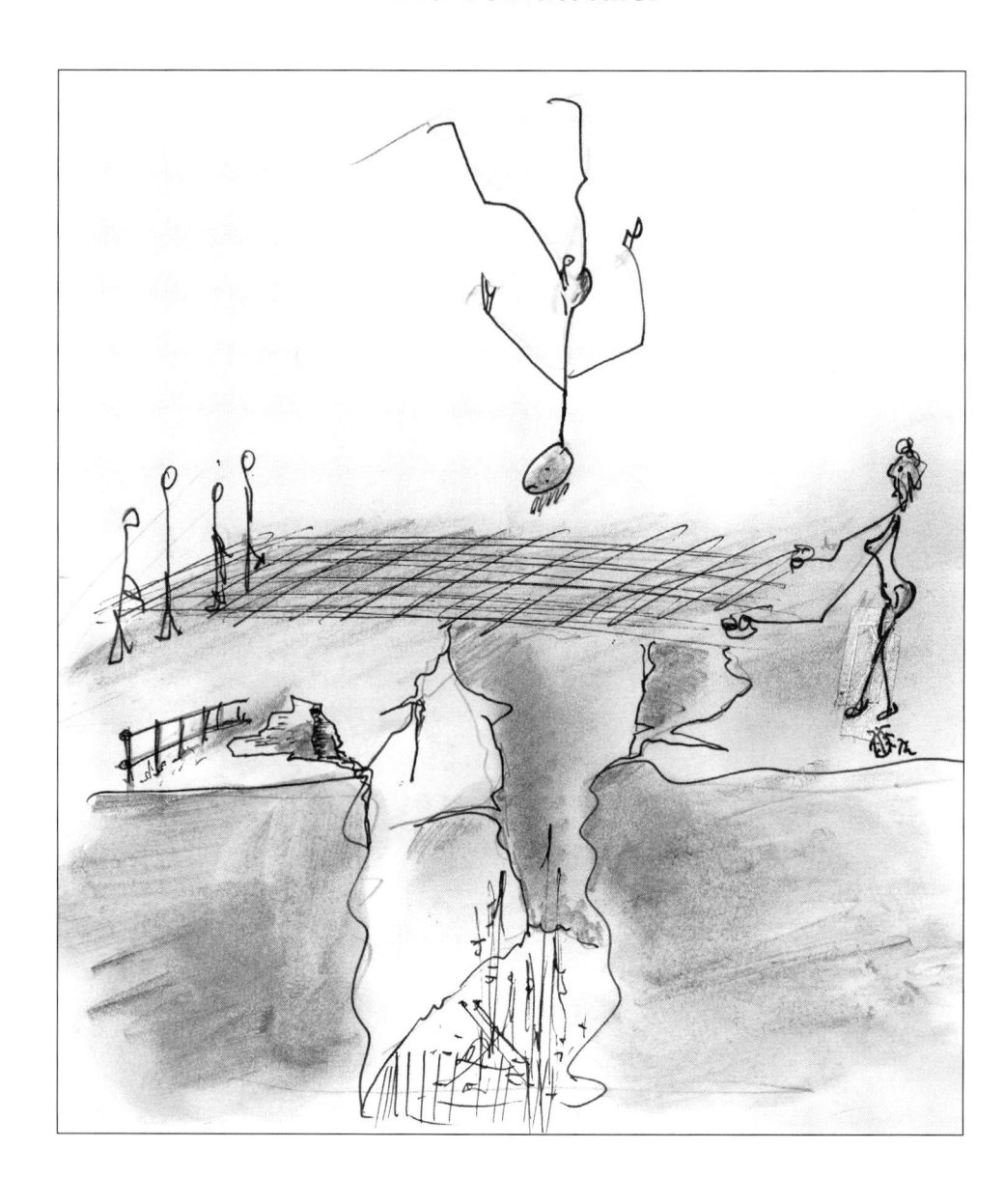

Depressionen kommen immer wieder hoch. Ich frage mich oft: Ist meine Frau mit mir zufrieden? Belaste ich meine Kinder nicht mit meinem Gehabe oder ist eh alles gut? Immer wieder ist es die Familie, die mich trägt und aufbaut. Mache ich in meiner Obsorge immer alles richtig? Ich bin gerne für alle da, versuche alles zu geben und gut zu machen.

So langsam aber werden die Gemütstäler flacher. Die Tiefs sind zwar noch in Erinnerung, Zweifel kommen auch manchmal noch auf, aber ich bin heute stärker als vor der Operation. Ich weiß, dass es sich lohnt, an sich zu glauben und sich helfen zu lassen. Meine Krebserkrankung hat meine Familie noch enger zusammengeschweißt. Jeder von uns hat gespürt, wie wir einander brauchen.

Zwischenresultat

Es ist ein Zwischenresultat, weil man ja nie weiß, ob es nicht einen Nachschlag *(Rückschlag)* gibt, wobei die Hoffnung, dass es ein guter Nachschlag wird, schon groß ist.

Vor der Operation konnte ich manchmal schon erleben, dass es beim Wasserlassen nachtröpfelte. Auch der Strahldruck war eher schwach. Die Lust hatte in den letzten zehn Jahren etwas nachgelassen. Dies führte ich jedoch auf Stress oder Bequemlichkeit zurück. Inzwischen sind zwölf Monate vergangen. Das Wasserlassen ist wie in jungen Jahren, ein super Druck auf der Leitung und kein Nachtropfen. Nur beim Niesen und Husten heißt es aufpassen. Die Pupser – der Windabgang – sind noch immer gefährlich. Die Grüße aus Darmstadt werden manchmal von ein paar Tropfen begleitet, aber das regt mich nicht sonderlich auf. Das Gleiche droht mir auch bei einem Lachkrampf. Soweit die Lust reicht, reicht auch die Potenz, da fällt mir ein Sprichwort ein: „In diesen schweren Zeiten müssen beide mitarbeiten." So gesehen sind meine Frau und ich ein gutes Team. Jedenfalls hat sich unser Sexualverhalten nicht verschlechtert. Meine Frau meint, sie hat es jetzt gar lieber, weil das Glied nicht so prügelhart ist. Es passt sich besser an und kommt ihren Bewegungen entgegen.

Freude an den kleinen Dingen

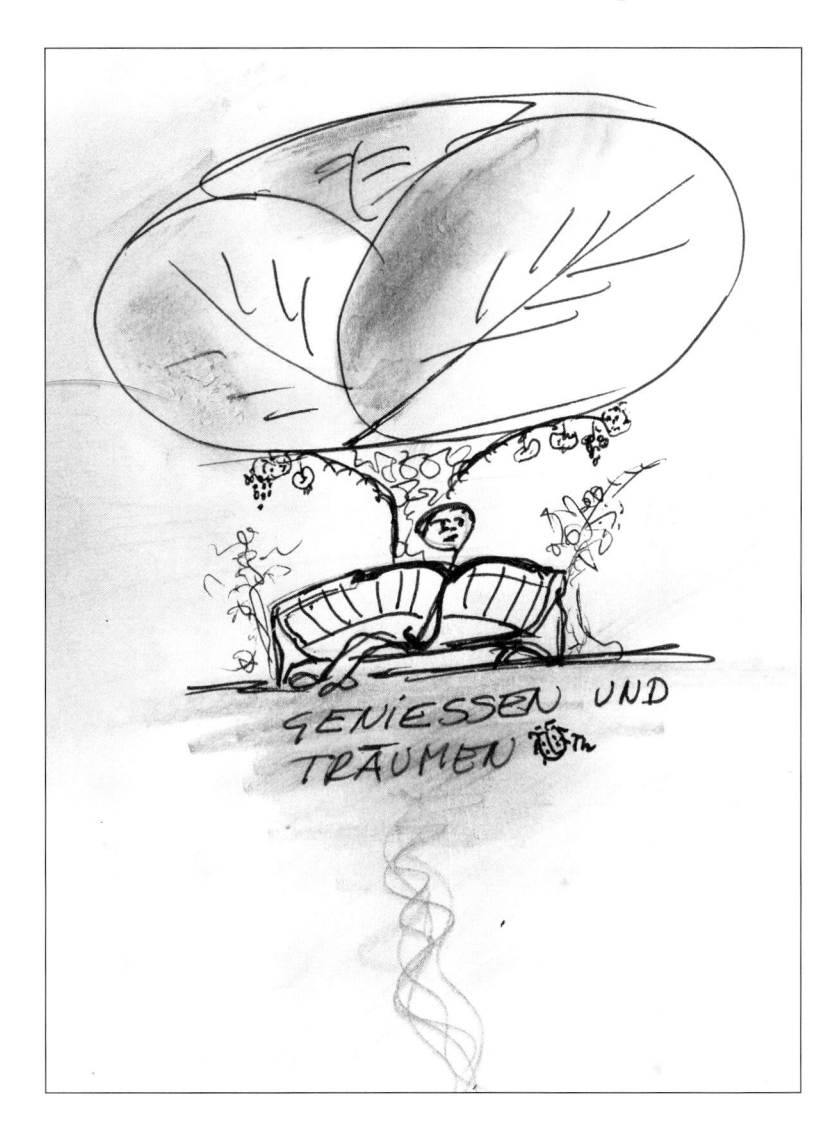

Meine allgemeine Lebensqualität hat sich auch gebessert. Ich achte mehr auf meinen Körper, esse gesünder und meide tunlichst Alkohol und Zigaretten. Bewegen und sich an den kleinen Dingen im Alltag erfreuen, steigert die Lebensqualität.

Eine Fliege auf der Hand, ein Käfer auf einer Pflanze oder der Sonnenstrahl mitten durch den laublosen Baum im Winter. Ich glaube, ich höre auch besser zu, wenn mir jemand von sich erzählt, sich mir anvertraut. So gesehen zeigt meine Lebensfreude nach oben. Alles hätte ausbleiben können, aber ich glaube, ich bin gerade noch ohne größeren Schaden davongekommen.

Was würde ich nach all den gemachten Erfahrungen anders machen?

1. Allgemein

- Viel öfter fragen; etwas im Zusammenhang mit der Operation nicht zu wissen, macht Angst
- Unbedingt auf verständliche Antwort bestehen
- Noch mehr Bewegung
- Alles erlebte und jede Maßnahme noch besser aufschreiben
- Gegen Verkühlung vorbeugen, Grippeimpfung
- Noch mehr an die Familie glauben
- So viel wie möglich schlafen
- Noch intensiver Becken und Glied trainieren
- Mehr Wasser trinken; Ernährung noch intensiver überdenken

2. Operationstag

- Nüchtern, also kein Frühstück
- Spitalshemd und Netzhöschen
- Beruhigungsspritze
- Im Spitalsbett geht die Fahrt in den Operationssaal
- Narkosedurchführung
- Operationsdauer, ich glaube ca. 2–3 Stunden
- Während und nach der Operation werden die entnommenen Organteile von einem pathologischen Institut genau untersucht. Vor allem an den Schnittstellen, um festzustellen, ob im gesunden Bereich operiert werden konnte. Ist dies der Fall, zeigt es, dass der Krebs noch nicht ausgestrahlt hat.
- Nach der Operation in der Intensivstation oder im Aufwachzimmer: geschätzte vier Stunden
- Wieder im Krankenzimmer: Es ist alles noch sehr verschwommen, aber noch schmerzfrei.
- Erste Zeit keine Speisen oder Getränke, nur Lippenbefeuchtung
- Infusion und Spritzen gegen Schmerzen

Der gesunde Hausverstand

Alle wissen heute, wie man sich gesund ernähren kann. Alle wissen, dass Bewegung fit hält. Rauchen und Alkohol dem Körper schaden. Und trotzdem … fügen wir uns selbst viel Schaden zu. Natürlich hat die Umwelt auch viel zu leiden und wir Menschen müssen in dem Mist, den wir machen, leben. Tschernobyl ist immer und überall, und wir schaden uns selbst. Die Frage ist, was kann ich dagegen tun? Viel, ich werde Stück für Stück meinen Teil dazu beitragen.

Das ist z. B. Supermarkteinkauf tauschen gegen Bauernmarkt. Ich werde noch nach mehr Wegen suchen und diese auch gehen. Lebensmittel, die in Aktionen immer billiger angeboten werden, sind meist auch die ungesündere Nahrung. Also gescheit einkaufen und realistisch denken und nicht auf die dummen Werbeansagen reinfallen. Denn die Dummheit ist die einzige Krankheit, die erst dann wehtut, wenn man davon geheilt ist.

Die Ernährung umstellen und sich laufend diesbezüglich weiterbilden.

- Biolebensmittel mit Gütesiegel statt Aktionsmist
- Dreimal in der Woche Fisch mit Gemüse ohne Bratkartoffeln
- NULL Fertigkost; weiters Wurstwaren und Suppenwürfel meiden
- Heimisches Gemüse und Obst, dreimal am Tag; heimisches und Gefriergemüse der Importware aus dem Süden vorziehen
- Kochen und Braten im niedrigen Temperaturbereich; heiße Fette können viel Schaden anrichten
- Mikrowelle und **Induktionskochfeld** meiden
- So oft wie möglich auf Flamme kochen und braten
- Sonnenblumenöl durch Rapsöl- oder Bioolivenöl ersetzen
- Süßigkeiten nur am Geburtstag
- Zucker meiden und Salz sehr sparsam verwenden
- Ab 18 Uhr fast nichts mehr essen
- Fruchtsäfte NUR stark verdünnt trinken; das gilt auch für Biosäfte
- Zum Würzen Gartenkräuter statt Fertiggewürze
- Vollkornbrot statt Weißbrot
- Keine synthetischen Lebensmittel

Ob ich alles so schaffe, weiß ich noch nicht, aber eines weiß ich ganz sicher, es ist der einzige richtige Weg und den ersten Super-Tag kenn ich auch schon: der ist **HEUTE!**

Also eine gründliche Vorsorgeuntersuchung ist wichtig für mich und schont letztendlich das ganze Sozialsystem.

Die Vorsorgeuntersuchung

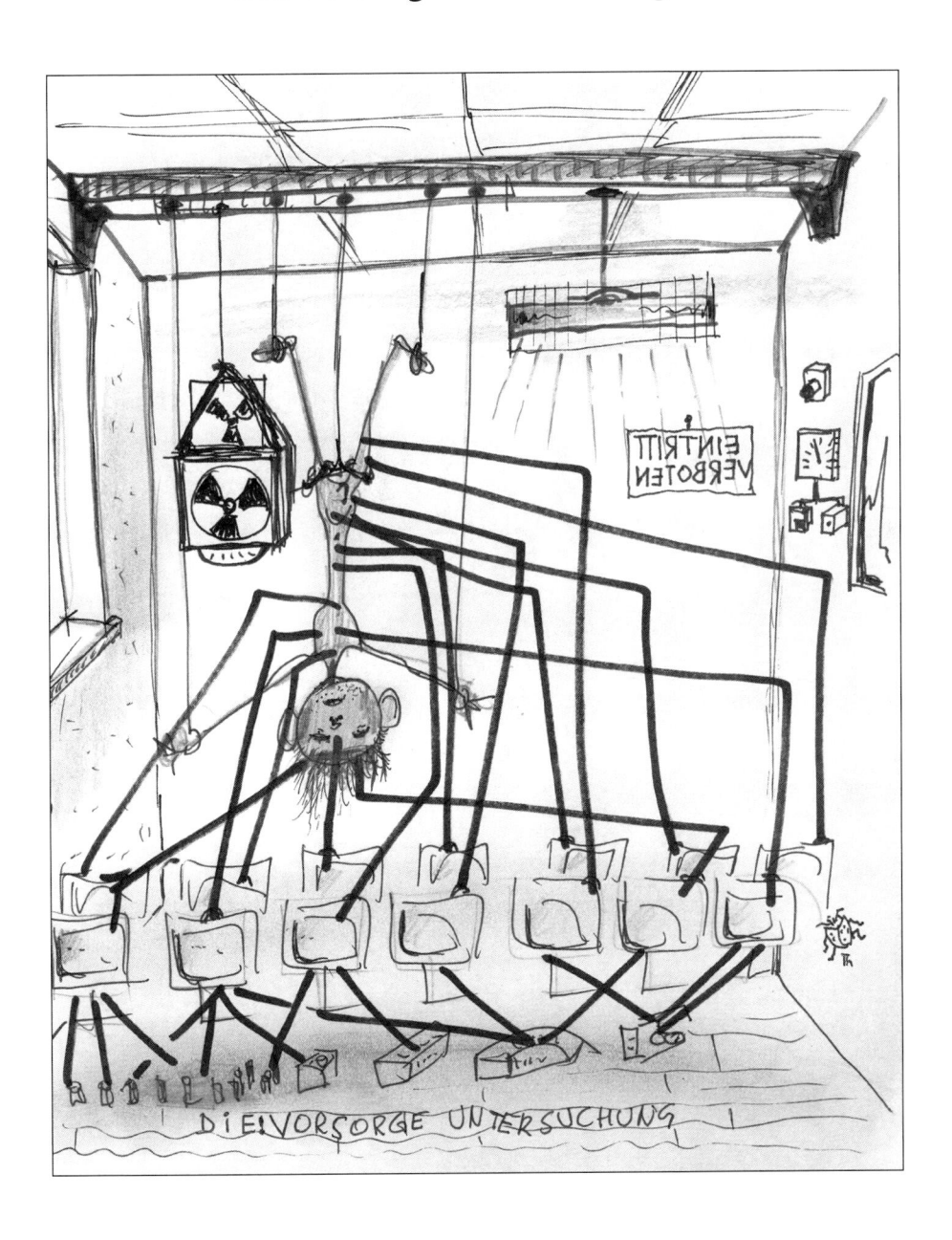

So eine Vorsorgeuntersuchung hat schon was für sich. Ein bisschen Blutabnahme zeigt gerade das an, was man eh spüren müsste, wenn man auf seinen Körper achtet. Ich weiß heute, dass die kleinen Anzeichen schon Alarmsignale sind. Zum Beispiel eine etwas vergrößerte Prostata, ein bisschen erhöhter Blutdruck oder wenn die Blutzuckerwerte auch nur leicht über dem Wert liegen. Das ist die Zeit, wo eine Prophylaxe noch am meisten bewegt. Sind einmal die Schäden größer geworden, ist meist die Reparaturkeule auch größer, stärkere Medikamente usw. sind die Folgen. Hier heißt es, nicht nachlassen, auf Behandlung bestehen, sich selbst zwingen. Es ist mein Körper, den ich gesund erhalten will, um später nicht leiden zu müssen.

Deshalb: volles Programm. Das tut der Gesundheit gut und letztendlich auch der Krankenkassa. Vorbeugen ist besser als heilen, das wissen wir alle. Ich habe mich leider aus reiner Überheblichkeit, weil ich mich rundum gesund fühlte, nicht dieser Erkenntnis gefügt. Ein bisschen Übergewicht, wenig Bewegung, mal ein oder zwei Gläser zu viel und Stress pur, im Glauben, dass man unendlich belastbar ist. Aber viele Körperschäden sind leise, kein markanter Schmerz macht mich darauf aufmerksam. Ich glaube, gerade diese heimlichen Schäden sind gefährlich.

Pflegepersonal, Spitalpersonal, Nachbehandlung in Praxen und deren Personal

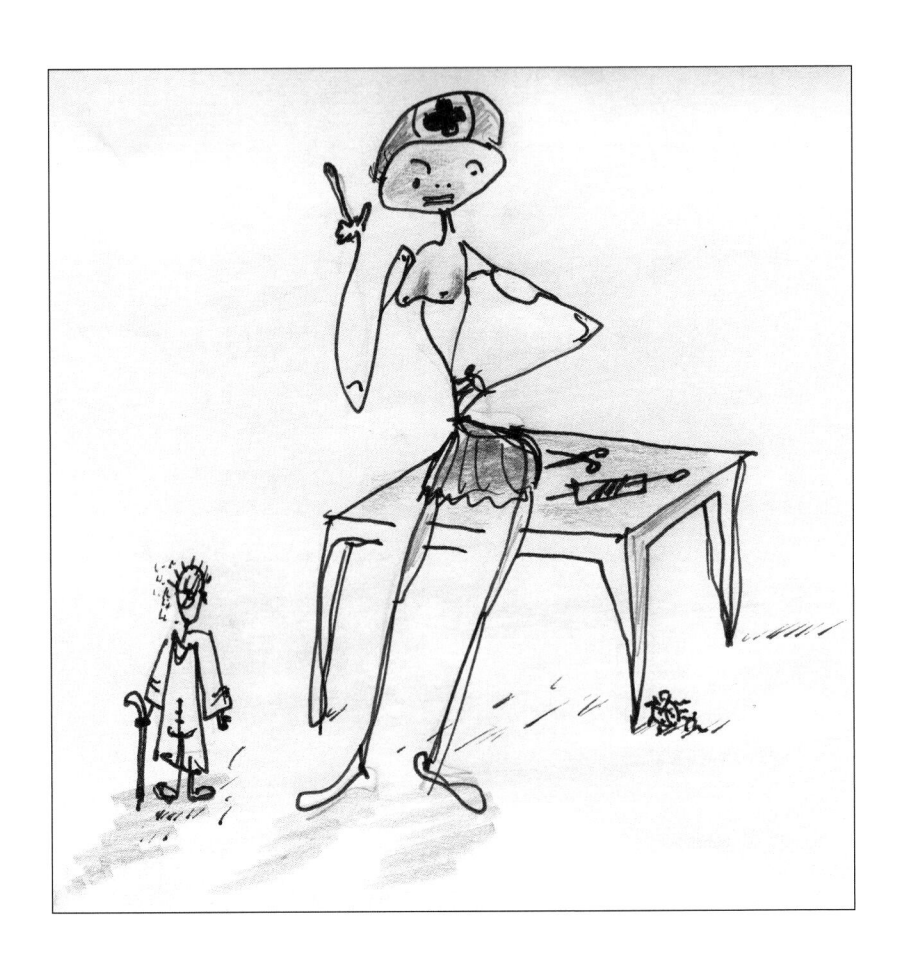

Bei der Aufnahme im Spital und bei Terminen in Fach- oder Hausarztpraxen habe ich nicht immer angenehme Situationen erlebt. Ärzte, Krankenschwestern und Pflegepersonal sind alle zwar hoch motiviert, aber wie in jedem anderen Beruf gibt es halt schlampige Menschen. Aber in der Krankenobsorge sind die Fehler nicht verzeihbar.

Das waren allgemeine Erlebnisse wie
- Nichtbeachten beim Versuch, sich anzumelden
- Mangelhafte Auskunft über die nächsten zu erwartenden Aktionen bzw. Vorhaben
- Ungenaue Zeiteinschätzungen vom Personal: meist doppelt bis 10 mal längere Wartezeit
- Anweisungen sehr lückenhaft z. B. „im Gang rechts zur Harnabgabe" – im Gang rechts sind zwei Türen ohne Aufschrift, welche ist es?
- Mit dem Urinbecher durch den Warteraum zur Urinabgabe
- Indiskrete Diskussion mit Kollegen samt Namensnennung, hörbar für andere Patienten
- Teilweise entkleidet bei offenem Fenster auf den Arzt warten

- Störung während der Untersuchung durch Verwaltungs- oder sonstiges Büropersonal
- Keine Information, was Dr. Geheimnisvoll jetzt gerade bei mir untersucht.

Eine furchtbare Krankheit, die anscheinend quer durch alle Spitäler und Arztpraxen geht, ist der Tratsch. So konnte ich in einem nahe gelegenen Spital live miterleben, wie vier Angestellte über die Erlebnisse am Wochenende diskutierten. Meine Blutabnahme am Finger misslang zweimal, daneben sortierte eine Schwester Tabletten in Patientenboxen, während sie höchst erregt den Streit mit ihrem Freund schilderte. Ob dabei die Tabletten in die richtigen Boxen kamen, bezweifle ich. Da ist es auch schon vorgekommen, dass man einfach im Warteraum zum Röntgen vergessen wird.

Schlusswort

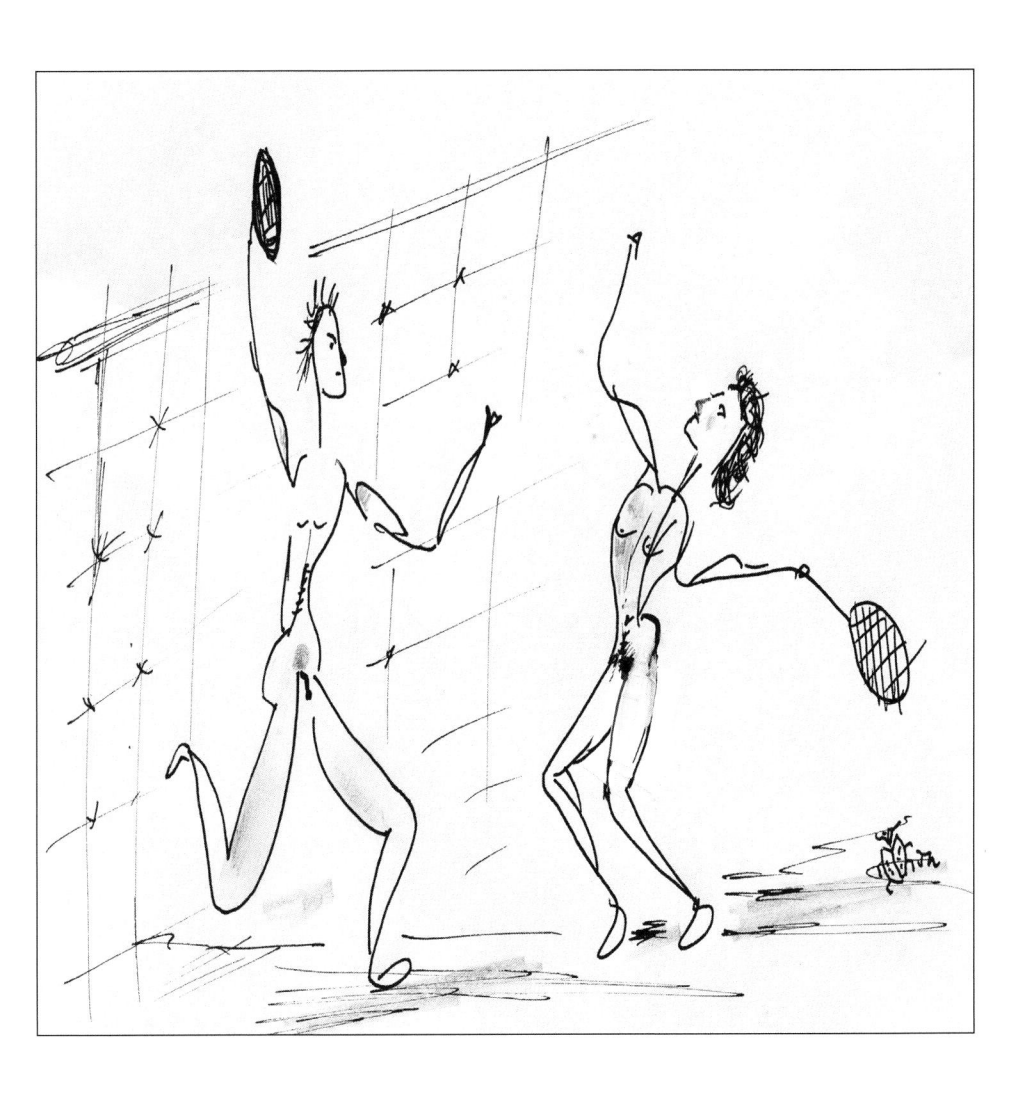

Ich hoffe sehr stark, dass ich wirklich geheilt bin. Alle Parameter zeigen dies an. Man hört zwar, dass eine sehr, sehr niedrige Prozentzahl nach einer Totaloperation wegen der Prostatakrebserkrankung stirbt. Aber wer sagt, dass es ab heute nicht 100 % geheilte Leidensgenossen geben wird? Die Medizin bleibt nicht stehen und die Vorsorgeuntersuchungen werden ja schon zur Selbstverständlichkeit. Diese Untersuchungen können den Krebs noch nicht verhindern, aber frühzeitig heilend einwirken.

Vor ein paar Tagen habe ich das Buch von Prof. Dr. Klaus Maar gelesen. Er hat eine ganz andere Anschauung über den Prostatakrebs als ich. Er zeigt einige Alternativen zur Krebsbehandlung auf, trotzdem bin ich heute froh und glücklich über meine Entscheidung bezüglich Totaloperation. Ich glaube sowieso, in ein paar Jahren wird es ein Spritzchen geben, um so den Prostatakrebs gar nicht mehr entstehen zu lassen. Dies ist mein Wunsch, bis dahin soll dieses Buch allen Erkrankten helfen, einen erfolgreichen Sieg über diesen Krebs zu feiern.

MEINE FAMILIE

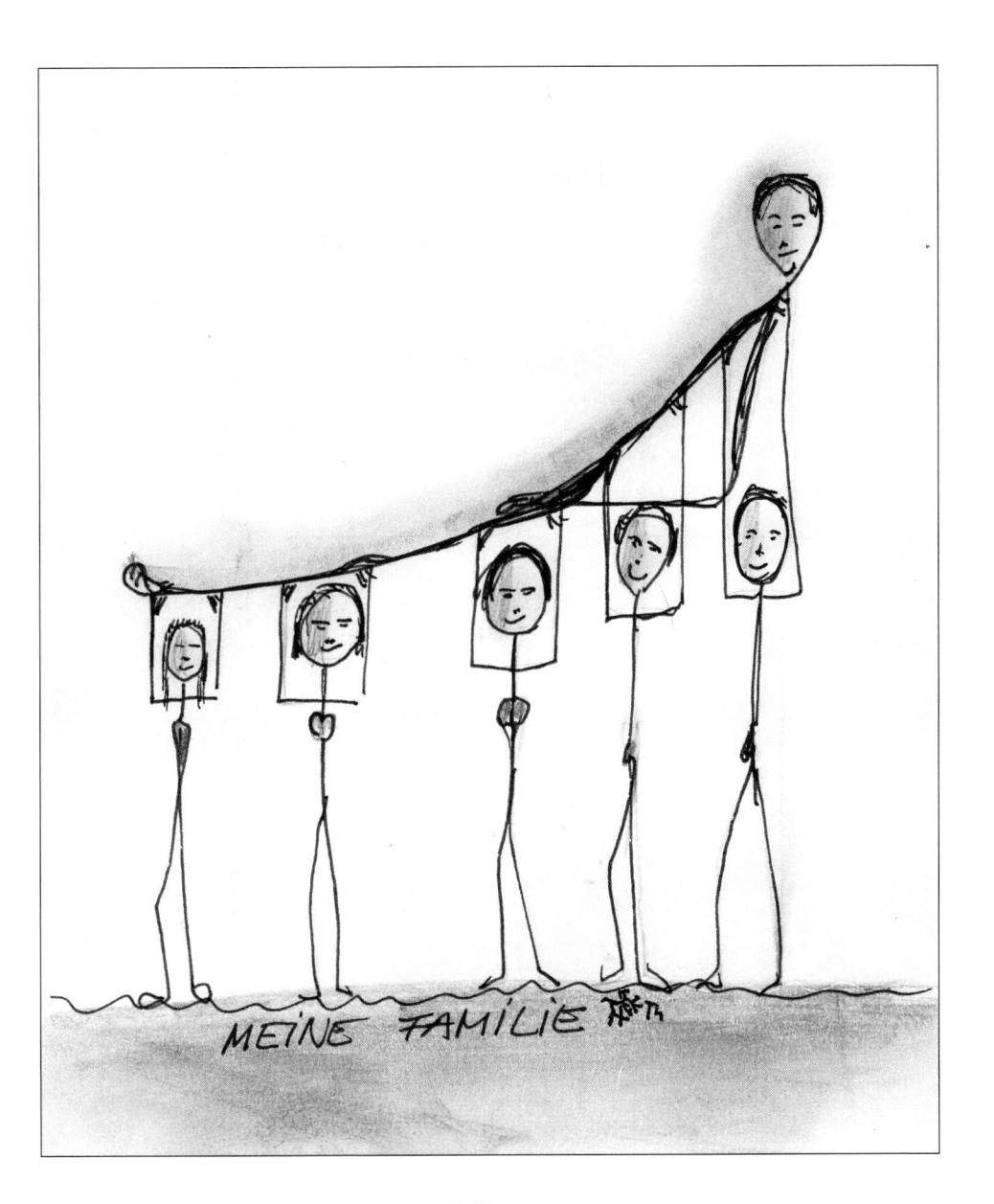